上下交损 当治其中

——蔡慎初从中焦论治疾病经验

主 编 叶 人

全国百佳图书出版单位

中国中医药出版社

·北 京·

图书在版编目（CIP）数据

上下交损　当治其中：蔡慎初从中焦论治疾病经验 /
叶人主编 . — 北京：中国中医药出版社，2022.1
ISBN 978-7-5132-7356-5

Ⅰ . ①上… 　Ⅱ . ①叶… 　Ⅲ . ①中医临床—经验—中国—
现代　Ⅳ . ① R249.7

中国版本图书馆 CIP 数据核字（2021）第 260366 号

中国中医药出版社出版
北京经济技术开发区科创十三街 31 号院二区 8 号楼
邮政编码　100176
传真　010-64405721
山东百润本色印刷有限公司印刷
各地新华书店经销

开本 880×1230　1/32　印张 6　字数 129 千字
2022 年 1 月第 1 版　2022 年 1 月第 1 次印刷
书号　ISBN 978-7-5132-7356-5

定价　49.00 元
网址　www.cptcm.com

服 务 热 线　010-64405510
购 书 热 线　010-89535836
维 权 打 假　010-64405753

微信服务号　zgzyycbs
微商城网址　https://kdt.im/LIdUGr
官 方 微 博　http://e.weibo.com/cptcm
天猫旗舰店网址　https://zgzyycbs.tmall.com

如有印装质量问题请与本社出版部联系（010-64405510）
版权专有　侵权必究

编 委 会

内容提要

　　蔡慎初教授 1967 年毕业于浙江中医学院（现浙江中医药大学），先后在瑞安人民医院、瑞安陶山卫生院工作，直至 1975 年因工作需要调动到温州医学院，后一直在温州医科大学附属第一医院中医科工作直至退休。蔡教授于 2001 年获温州市名中医及浙江省名中医称号，2002 年被遴选为第三批全国老中医药专家学术经验继承工作指导老师。蔡教授是温州市干部保健委员会第三、四届医疗保健专家小组成员。2019 年"蔡慎初全国名老中医药专家传承工作室"获国家中医药管理局立项资助。

　　本书由蔡教授学术继承人叶人主任带头编写，围绕蔡教授"上下交损，当治其中"这一独特的治法，通过整理蔡教授的学术思想和临床医案，向各位中医同道介绍蔡教授治疗消化系统疾病、难治性内科杂病、妇科疾病的相关特色治验方法，旨在对名老中医专家的经验进一步发扬和创新，为中医药的传承与发展尽一分力量。

目 录

第三章 遣方用药，自拟方剂

附录：文献汇编

第一章　德艺双馨，杏林高手

　　记得初遇蔡教授是在30年前，那时我刚走出校园，走上工作岗位，心中充满忐忑，既有来自工作的不自信，也有来自适应工作环境、处理人际关系的不自信。蔡教授那慈祥宽厚的笑容是如此的亲切温暖和富于感染力，令我疑虑顿消，原来这里也将是我生活的另一个大家庭，我们大家在平等、友爱与相互尊重中工作、学习，而营造这种氛围的是包括蔡教授在内的老一代中医人。我一直很庆幸也很感激生命的际遇，让我能拜蔡教授这样一位虚怀若谷的长者为师。

　　蔡教授自1967年毕业于浙江中医学院（现浙江中医药大学）后，就在基层医院工作，先后在瑞安人民医院、瑞安陶山卫生院工作过，直至1975年因工作需要调动到温州医学院（现温州医科大学），一直工作至今。蔡教授曾身兼数职，历任温州医科大学中医教研室主任，温州医科大学附属第一医院中医科主任，温州医科大学民盟总支主委，温州医科大学附属第一医院民盟支部主委，温州市第五届政协委员，温州市第八、九、十届人大代表。曾任浙江省中医肿瘤分会专业委员会委员，浙江省中医药学会理事，温州市中医药学会常务理事、副理事长，温州市中医内科专业委员会主任委员，《浙南新医药》副主编。1995年被授予温州市最佳专科专病特色医，编入《浙江省古今人物大辞典》。还曾担任温州市高级职称评审委员会评委，温州医科大学高级职称评审委员会评委，温州市老年大学特聘教师。1998年晋升为主任医师、教授。2001年分别获温州市名中医及浙江省名中医称号，2002年获第三批全国老中医药专家学术经验继承工作指导老师称号。是温州市干部保健委员会第三、四届医疗保健专家小组成员。2019年国家级"蔡慎初全国名老中医药专家传承工作室"获国家中医药管理局资助建设，重点在于发掘与整理蔡教授的学术思想与经验，并进行传承与创新，培养新一代中医专家，造福一方百姓，也为中医药的传承与发展尽一份责任。

蔡教授从事中医临床、教学与科研工作55年，学验俱丰，学术造诣精深。早年又得多位中医名师指点，兼收并蓄，学术渊源深厚，加之精勤不倦，他不但精通内、外、妇、儿临床各科，尤其擅长脾胃病的辨证论治，而且勤于教书育人、桃李满天下，主持科研，与时偕行。他本性纯真笃厚，平生淡泊。

一、勤求古训，博采众长

蔡教授早年就读于浙江中医学院中医专业，系统的中医学理论学习为他以后的职业生涯打下了坚实的基础，读书期间曾师从浙南名医金慎之老先生、杨致嘉老先生。金老先生以擅长治"胃病"而闻名于浙南闽北，对胃病有独特治疗经验。金老处方用药，味数奇多，药性奇热，曾将三姜（干姜、高良姜、炮姜）、三桂（桂枝、肉桂、桂丁）、荜茇、荜澄茄用于一方之中。金老的临证用药经验深深地影响了蔡教授，蔡教授也认为脾胃病临床上以脾胃虚寒证多见，擅长使用温热药物治疗脾胃病，同时又考虑到脾胃虚弱、阳气下陷、阴火上乘的病机特点，而尤其擅长使用辛开苦降的方法治疗脾胃病。蔡教授大学毕业后在基层农村工作了一段时间，广泛地接触内、外、妇、儿各科患者，他对工作热情敬业，对患者有求必应，积累了丰富的临床经验，也与生活在农村的劳动人民结下了深厚的情谊。蔡教授每忆起这段岁月，总是深有感触：艰苦岁月中的磨炼，是人生的一笔财富。纯朴百姓对初出茅庐的年轻医生的信任与依赖以及老医生毫无保留地授业解惑，对他以后的从医生涯影响巨大。在瑞安陶山卫生院工作时，遇到紧急情况，不管白天黑夜，蔡教授都要翻山越岭出诊。有一次适逢麻疹大流行，一次出诊就挨家挨户接连看了20余位小儿患者。蔡教授至今仍无限缅怀他在基层工作时的第一位老师池仲贤老先生，池老擅长使用活血化瘀法和使用经方起大证，如用真武汤合六君子汤治疗慢性肾功能不全的氮质血症、四逆散合厚朴生姜半夏人参汤治疗腹部痞胀、当归四逆汤治疗冻伤及脉管炎、小陷胸汤化裁治疗心绞痛等。蔡教授自调入温州医学院后，除了平时繁忙的临床工作之外，还要兼顾中医学教学与科研工作。在温州医科大学工作期间又师从谷振声老先生，谷老尤精经典，上课时《黄帝内经》《伤寒论》《金匮要略》条文随口而出，临证时经典条文信手拈来，他的大半处方都出自经方，被誉为经方大师。蔡教授总是虚心求教、勤奋好学，兼收并蓄，正所谓"海纳百川，有容乃大"。蔡教授阅读了许多医学专著，精通《黄帝内经》《难经》《伤寒论》《金匮要略》《温病条辨》《温热经纬》等经典医著，特别推崇李东垣的《脾胃论》、徐大椿的《兰台轨范》，极为赞同"人以水谷为本""脾胃为血气阴阳之根蒂也""内伤脾胃，百病由生"
之说，及"先识疾病之所由生，再辨病证之所由异，治必有
定法，法必有主方，方必有主药"的观点。真乃是"勤求古
训，博采众长"。

二、精于临床，勤于著述

55年的从医生涯，蔡教授一直坚持工作在临床一线，
蔡教授认为从医之路，只有经过反复的临床实践，并善于总
结临床经验，才能有所收获，别无捷径。蔡教授不但精于临
床，而且勤于著述，在国家级、省级等各种刊物上发表学术
论文共计有80余篇。早年在省级期刊上发表了《浅谈"脏
腑相合"理论》《易思兰治郁心法初探》等中医理论论文，
随着临床实践的日益丰富，蔡教授近期发表的论文则偏重于
对临床经验的总结与中医科研项目的研究报告。在医疗实践
中，蔡教授发现中医舌诊与西医学的诊疗技术胃镜检查之间
有相关性，指出"舌是胃的一面镜子"，通过舌诊可以把握
胃部病变的大致情形并通过胃镜检查来印证，在《中国中西
医结合杂志》《浙江中医药》《温州医学院学报》等杂志上发
表了《胃癌癌前病变舌象观察与探讨》《舌象与慢性胃部疾
病关系》《论仲景舌诊》等论文。在长期的医疗实践中，蔡
教授创制了多张专方来治疗专病，疗效显著。如创制"消
瘿方"治疗甲状腺腺瘤，论文《消瘿方治疗甲状腺肿瘤的疗
效观察》刊登在《中国中药杂志》上并获"全国中西医药科
学研究"优秀论文奖。创制"健肝饮"治疗慢性肝炎、肝纤
维化，浙江省教委科研立项项目"健肝饮治疗慢性肝炎、肝
纤维化的研究"已结题并分别在国家级、省级杂志发表相关

论文 3 篇。创制"舒肝调功饮"治疗功能性消化不良，并在《浙江中医杂志》上发表了临床总结论文。创制"敛溃汤"治疗消化道溃疡，疗效显著，在《中国中药杂志》上发表了临床总结论文《敛溃汤治疗胃及十二指肠溃疡疗效观察》。蔡教授还总结出一套中医防治胃癌及慢性肝病的诊疗方案。如今蔡教授年事渐高，却仍勤学不倦，不但精通中医学经典，而且擅长运用西医学诊疗手段辨治中医各科各种疑难杂症，尤其擅长脾胃病的诊治。慕名而来的患者遍及浙南、闽北一带，还有许多海外侨眷。对于患者，蔡教授总是精心诊治，无论地位高低、贫富贵贱，都能一视同仁。其妙手回春之术，实为杏林一绝。

在长年累月的临床经验积累中，蔡教授认为中医药疗法在消化道肿瘤康复中有重要地位。肿瘤的病因病机总的来说无外乎癌毒壅盛、气血痰瘀食滞胶阻、机体正气亏损。但消化道属人体"六腑"，具有"传化物而不藏"的生理特点，消化道肿瘤最易致人体壅滞不通，气机升降逆乱。蔡教授根据消化道肿瘤（主要指食管癌、胃癌、肠癌）的疾病特点，提出了"攻补互寓，动静相合，气血同治，寒热并用，润燥共济，宜通勿壅，忌投峻猛，缓缓图之，以平为期"的治癌思路。①攻补互寓。蔡教授认为，近代名医秦伯未的论述"治内伤于虚处求实"极为精辟。肿瘤的病机正是本虚标实，临床常用"攻补互寓"之法治疗以达到补泻兼施、标本兼顾，但临床关键在于辨虚实之多少，而在治法上有"寓补于攻"及"寓攻于补"之殊。②气血同治。肿瘤皆有"瘀血"已成肿瘤界的共识，由于机体气机失调，脾胃升清降浊功能失常，最终导致气滞血瘀痰阻，所以气血同病是消化道肿瘤的主要病理变化，蔡教授尤其提倡气血同治。③寒热并用。由于消化道肿瘤病机属纯寒、纯热者较少，而以寒热错杂者居多，采用寒热并用不仅有互制之功，更有相反相成之妙，蔡教授认为癌毒内盛不用清热解毒散结法非其治也，但极力反对滥用有毒攻伐之品。苦寒之药，长久使用虽可攻邪，亦能伤正，导致中焦虚寒，此时"寒热并用""以平为期"就是一种治病的技巧。④润燥共济。食管癌患者放、化疗后正气大伤，阴津耗损，加之"胃喜润而恶燥"的生理特点，临床上常出现湿热胶着、津伤气耗的复杂病机状态，若单用滋阴润燥之法则湿愈滞，专用辛燥化湿之药则津益伤，此时唯有润燥共济，可令湿化津复。蔡教授总结多年治疗消化道肿瘤的经验而创立了专方"蔡氏扶正消癥汤"，集中体现了他的治癌思想，临床疗效显著。在实验研究中发现本方对胃腺癌细胞的增殖具有明显的抑制作用，论文《攻补兼施治疗胃癌74例》于1997年在中国大连召开的国际中医药大会上获国际中医学术会议优秀论文奖。

　　蔡教授还在中医防治胃癌癌前病变方面积累了丰富的临床经验，并进行了深入的研究。他根据慢性萎缩性胃炎病程冗长、病症繁杂的临床特点，总结出慢性萎缩性胃炎的主要病机是本虚标实，即以脾胃虚弱为本，气滞血瘀、热毒蕴胃为标，提出了治疗慢性萎缩性胃炎应遵循四大基本治疗原则：①通补兼顾不宜滞。蔡教授非常推崇明代医家吴崑"脾胃宜利而恶滞"之说，认为治疗脾胃病贵在求"通"，而疏通气机，恢复脾胃正常的升降功能是脾胃病的根本治疗大法。由于慢性萎缩性胃炎病程较冗长，按理久病多虚，"虚则补之"，然久病未必皆虚，由于脾胃虚弱，运化功能减退，水反为湿，谷反为滞，"气滞""湿阻""食积""瘀血"等相因为患，导致虚中夹实的病理状态。此时若一味进补，过用甘腻之品，则可导致气滞生满，食积难化，助湿生痰、瘀热伤络。所以，临床上治虚应兼顾祛实之不同，使补中有通。②调气和血、辛开苦降消痞满。慢性萎缩性胃炎患者临床常见痞兼疼痛，胃为多气多血之腑，病则气血必受其阻，初起在气，日久入血，终致气滞血瘀，气血同病，治当调气和血。对于久痞不愈、寒热错杂之证，蔡教授常合用辛开苦降之半夏泻心汤治疗。③寒热并用、燥润相济求其平。李东垣指出"脾为死阴"，意味着脾为阴多阳少之脏，最易为寒湿所困。根据"同气相求"的理论，寒湿之邪最易伤脾脏，故常见脾胃虚寒证，脾虚与湿浊互为因果，而湿郁日久又可化热。脾胃虚弱，谷气下流，下焦阴火离位上乘。加之这类患者喜食燥热辛辣之品，或过服久服温热药物，以致燥热伤阴，虚火上炎出现"寒热夹杂"的证候。蔡教授喜用大量温热药物辛温散寒、温胃止痛，同时配伍苦寒坚阴之品，既可清胃中燥热之火又能防止温热药物导致的"上火"，又寓有"辛开苦降"以泄浊消痞之意。这种采用寒热反佐配伍的治法，适合那些临床见证极为复杂的患者，在临床上极为有效，但使用时又要注意把握"度"，以"平"为期。④辨证辨病相结合。蔡教授在临证中十分重视中医辨证与西医辨病相结合，认为按照中医理论进行准确的辨证论治，是取得临床疗效的关键，而结合参考西医的诊断及一些客观检验结果来适当加减药味，则可以进一步提高临床疗效。在临床上蔡教授提倡辨证论治为主，把慢性萎缩性胃炎分成脾胃虚寒、肝胃不和、肝胃郁热、寒湿困脾、脾胃湿热、胃阴亏虚、气滞血瘀、寒热互结八个常见基本证型进行辨治；同时对一些无明显临床症状的慢性萎缩性胃炎患者，属无证可辨者，拟专方"治萎化异汤"进行治疗，经临床反复验证，疗效确切。在国家级、省级杂志发表了《治萎化异汤治疗56例胃癌癌前病变的疗效》等系列论文24篇，其中5篇文章先后5次被评为温州市科协及浙江省中西医结合学会优秀论文奖；论文《中草药治疗胃癌癌前病变的思路》在美国斯坦福大学举办的第二届世界中医肿瘤大会上进行了交流。蔡教授认为，中医药治疗胃癌癌前病变重在逆转胃黏膜腺体的萎缩、肠腺化生及异型增生，并实现胃黏膜的再生与重建，发挥了中医药在治疗疑难杂证方面的优势，其研究成果已达到国内先进水平。在中医胃癌防治方面具有广泛的社会影响力。《浙江人大》杂志《温州日报》《温州都市报》《温州晚报》《温州广播电视报》等都曾发表文章报道过蔡教授的精湛医术。2001年，以蔡教授为学术带头人的温州医科大学附属第一医院中医胃癌防治专科获浙江省卫生厅重点专科称号。

蔡教授根据其多年从事脾胃病研究与治疗的经验与见解，编写了《慢性萎缩性胃炎的中医证治研究》论著一部，由上海科学技术出版社出版。该书比较系统地总结了中医药在防治慢性萎缩性胃炎方面的进展，特别反映了蔡教授治疗该病的临证精粹，并介绍了西医学诊治该病的新进展，是对蔡教授从事胃癌癌前病变研究的一个阶段性总结。此外蔡教授还参与由成都科技大学出版社出版的《中国医药荟萃·康复医学与临床医学》的编写，还参与了由北京科学技术出版社出版的《中国当代名医临证精华》的编写工作。

三、教研并重，与时偕行

从20世纪70年代起，蔡教授就参与了浙江人民出版社出版的《中医临床学》《中医基础学》等书籍的编写工作，承担着温州医科大学中医课程的教学任务，教授过黄帝内经、中医临床学、中医基础学、方剂学、中药学等课程。蔡教授作为温州医科大学、上海中医药大学的硕士生导师，于2002年、2005年分别培养了一名中医内科硕士研究生。2001年，以蔡教授为学术带头人的温州医科大学附属第一医院中医胃癌防治专科获浙江省卫生厅重点专科称号。在蔡教授的带领下，该专科完成了三年的重点建设，培养了新一代的脾胃病专家，传承了蔡教授的学术思想与经验。2002年他又不顾辛劳，承担起全国老中医药专家学术经验继承工作指导老师的工作，在担任为期三年的指导老师工作期间，蔡教授牺牲了许多休息时间，毫无保留地向学生传授其医术。

蔡教授不但在教书育人方面成绩斐然，在中医科研方面也善于运用西医学的先进方法，他认为中医药的创新与发展应借鉴西医学的先进方法与技术，反映了蔡教授师古而不泥古、与时偕行的治学风范。近十几年来，蔡教授作为中医科主任、学术带头人，他一直以身作则，努力工作，承担完成了省、院级课题5项。蔡教授主持完成的"中医药治疗胃癌癌前病变"课题获1999年浙江省教委科技进步三等奖；目前由他主持的系列课题"扶正消癥汤对胃癌细胞凋亡诱导作用"的研究已深入分子水平，《蔡氏扶正消癥汤对SGC-7901胃癌细胞基因表达谱作用的影响》《扶正消癥方药液诱导胃癌细胞凋亡的实验研究》《蔡氏扶正消癥汤对胃癌细胞增殖的抑制作用研究》《中药方剂 1 号对胃癌细胞体外生长及细胞周期的影响》《扶正祛邪法抑制胃腺癌细胞增殖的实验研究》《蔡氏扶正消癥汤抑制胃癌血管生成的机制研究》《蔡氏扶正消癥汤抑制胃癌转移的机制研究》《蔡氏扶正消癥汤对胃癌细胞体外生长的影响》《蔡氏扶正消癥汤对人巨噬细胞 U937 体外激活作用》《蔡氏扶正消癥汤对胃癌细胞体外生长及细胞黏附分子作用》等论文分别在《中国中西医结合杂志》《中国中医药科技》《中医药学刊》《癌变·畸变·突变》《浙江中西医结合杂志》《上海中医药杂志》《温州医学院学报》《中国中药杂志》等杂志上发表。目前如何逆转肿瘤治疗过程中的多重耐药性已经成为临床治疗和科学研究中的热点和难点问题。经研究蔡氏扶正消癥汤有钙通道调节作用，可以增加化疗药物的敏感性，显示了该复方汤剂在肿瘤治疗中发挥疗效的机制是多种渠道起作用的，揭示了中医药在治疗肿瘤方面的广阔前景。

四、德高望重，大医精诚

频繁的社会活动没有减少蔡教授对学术的执着与追求。他不但具有丰富的临床经验，治病每获桴鼓之效，而且具有高尚的医德医风，以一颗大悲恻隐之心，急患者之所急，深得患者的信赖与赞誉。蔡教授经常牺牲自己的休息时间，给患者免费诊疾治病，甚至替患者付医药费、给穷困患者捐钱等，此类事迹举不胜举，但他总说这是平常小事，不必宣扬。正是从这些无数小事中，可见蔡教授的大医精诚之心。面对当前社会上普遍存在的浮躁心态及急功近利、人欲横流的社会现象，要保持一颗平常心有时是很难的。虽然蔡教授身上罩着许多光环，但他却有一颗恬淡之心，从不居功自傲、盛气凌人。对我们学生而言，蔡教授更像是良师益友、慈祥长者，蔡教授不但关注我们的学业，而且更关心我们的生活情况。当蔡教授看到我们的学业日益长进而露出由衷的微笑时，这曾深深地打动了我，只有恩师宽阔的胸襟，才有学生展翅飞翔的天地。蔡教授经常告诫我们"人事常代谢，往来成古今"，要经得住寂寞、耐得住诱惑，特别是做学问要"淡泊以明志，宁静以致远"，只有平淡地注视人生，才能荣辱不惊、处变不乱。蔡教授桃李满天下，而得蔡教授诊治重获健康的患者更是不计其数，在温州，甚至在浙江，应该是"天下谁人不识君"，可蔡教授从来都只把自己当成一名普通的医生，一位和蔼的长者，体贴患者，关心学生，践行着"无缘大慈、同体大悲"的悲悯情怀，蔡教授常以岳美中老先生的一句名言"治心何时能忘我，操术随时可误人"来警醒自己，也告诫我们：医学需要我们时刻保持一颗赤子之心，忘我工作，谨小慎微，敬畏生命，尊重他人。

　　蔡教授至今仍坚持工作在临床、教学与科研一线，不辞辛劳。我们诚挚地祝愿老师健康长寿，为祖国的中医事业做出更大的贡献。

（叶人）

第二章 上下交损，当治其中

一、从中焦论治内科杂病的理论基础

（一）脾胃学说的历史沿革

脾胃学说是中医理论的重要组成部分，包括脾胃的生理、病理、诊断、治则治法、方药、预后判断等内容。从脾胃学说的萌芽、发展直至形成系统的理论，经历了漫长的历史阶段。历代医家的临床实践、学术传承与发挥，不断发展与完善了脾胃学说，脾胃学说指导着中医临床，并在临床中得到了进一步的验证。

1. 脾胃学说发端于《黄帝内经》

（1）描述了脾胃的解剖生理

早在《黄帝内经》（简称《内经》）成书时代，古人已经对胃的解剖结构有了一定的认识。《灵枢·肠胃》中指出："胃纡曲屈，伸之，长二尺六寸，大一尺五寸，径五寸，大容三斗五升。"《灵枢·平人绝谷》又进一步指出："其中之谷常留二斗，水一斗五升而满。""胃满则肠虚，肠满则胃虚，更虚更满。"《灵枢·五乱》曰："胃者，太仓也。"《素问·五脏别论》曰："胃者，水谷之海，六府之大源也。五味入口，藏于胃。"指出胃具有受纳水谷的功能。可见古人对脾胃功能的认识起始于解剖实证。

（2）论述了脾胃运化水谷、水液的功能

《素问·灵兰秘典论》云"脾胃者，仓廪之本，五味出焉"，即脾胃能受纳、运化水谷精微，是人体气血生化之源。《素问·经脉别论》提出："食气入胃，散精于肝，淫气于筋。食气入胃，浊气归心，淫精于脉……饮入于胃，游溢精气，上输于脾，脾气散精，上归于肺，通调水道，下输膀胱。水精四布，五经并行。"精辟地论述了脾胃运化水谷和运化水液的功能。

（3）阐明了脾胃化生气血的功能

《灵枢·营卫生会》云："营出于中焦。""中焦亦并胃中，出上焦之后，此所受气者，泌糟粕，蒸津液，化其精微，上注于肺脉，乃化而为血，以奉生身，莫贵于此，故独得行于经遂，命曰营气。"《灵枢·本神》云："脾藏营。"《灵枢·决气》云："中焦受气取汁，变化而赤，是谓血。"说明脾胃能把运化的水谷精微化生为气血，以营养周身。

（4）认识到脾胃之间的相互关系

《素问·痿论》指出："脾为胃行其津液。"《素问·太阴阳明论》则指出："脾藏者常著胃土之精也，土者生万物而法天地……脾与胃以膜相连耳，而能为之行其津液何也？岐伯曰：足太阴者三阴也，其脉贯胃属脾络嗌，故太阴为之行气于三阴。阳明者表也，五脏六腑之海也，亦为之行气于三阳。脏腑各因其经而受气于阳明，故为胃行其津液。"《素问·玉机真脏论》指出："五脏者，皆禀气于胃。胃者，五脏之本也。脏气者，不能自至于手太阴，必因于胃气，乃至于手太阴也"。可见《内经》对脾胃的生理功能及相互关系的重要性已有较深认识。

（5）明确了脾胃病的证候特点

《素问·痹论》提出"饮食自倍，肠胃乃伤"，《素问·阴阳应象大论》提出"思伤脾"，可见脾胃疾病常由饮食不节，七情内伤所致。《素问·脉要精微论》提出："胃脉实则胀，虚则泄。"《素问·太阴阳明论》载："黄帝问曰：太阴阳明为表里，脾胃脉也，生病而异者何也……故阳道实，阴道虚。故犯贼风虚邪者，阳受之；食饮不节，起居不时者，阴受之。阳受之则入六腑，阴受之则入五脏。入六腑，则身热，不时卧，上为喘呼。入五脏，则䐜满闭塞，下为飧泄，久为肠澼。"临床上如消谷、欲呕、身热、四肢不用、腹满、五脏不安、诸湿肿满等，皆属于脾胃病的证候特点。"阳道实，阴道虚"即"实则阳明，虚则太阴"，概括了胃病多实、脾病多虚的病机特点。

（6）指出了脾胃病变易波及他脏

《灵枢·本神》指出"脾气虚则四支不用，五脏不安……肾气虚则厥，实则胀，五脏不安。"五脏病证各有虚实，但只有脾、肾两脏的不足会导致五脏不安。《素问·玉机真脏论》言："脾不及则令人九窍不通。"说明脾运失健，五脏失养，则九窍失用。

（7）望色诊脉独重胃气

《素问·脉要精微论》指出："夫精明五色者，气之华也。赤欲如白裹朱，不欲如赭；白欲如鹅羽，不欲如盐；青欲如苍璧之泽，不欲如蓝；黄欲如罗裹雄黄，不欲如黄土；黑欲如漆色，不欲如地苍。五色精微象见矣，其寿不久也。"清代医家汪宏根据《内经》之旨在《望诊遵经》中提出：

"光明润泽者，气也，青赤黄白黑者，色也，有气不患无色，有色不可无气也。""气至色不至者生，色至气不至者死。"说明重在有胃气、有神气。所谓有神气，即光明润泽；所谓有胃气，即隐约微黄，含蓄不露。《素问·平人气象论》曰："平人之常气禀于胃；胃者，平人之常气也。人无胃气曰逆，逆者死……人以水谷为本，故人绝水谷则死，脉无胃气亦死。所谓无胃气者，但得真脏脉，不得胃气也。"可见四时五脏平脉必见胃气充足，而四时五脏病脉为应时之脉多而胃气少，死脉为只有应时之脉而毫无胃气。无论脉象如何复杂难辨，只要脉中兼从容和缓之象，即"冲和之象"便是脉有胃气，虽病无害，故"脉以胃气为本"。这种独重胃气的望色切脉法正反映了古人对脾胃的重视。

（8）疾病预后重视脾胃

《素问·玉机真脏论》通过探讨"虚实以决死生"，提出"五虚死"，但生机在于"浆粥入胃，泄注止，则虚者活"，即后天之本恢复，先天之本得固，人体还是有康复的可能。《素问·平人气象论》指出："人无胃气曰逆，逆者死……故人绝水谷则死，脉无胃气亦死。"可见脾胃功能健运，虽病预后好，反之则预后不佳。

（9）疾病治疗重视中焦

《灵枢·终始》曰："阴阳俱不足，补阳则阴竭，泻阴则阳脱，如是者可将以甘药，不可饮以至剂。""病在上者取之下，病在下者高取之。"此即"上病下治"和"下病上治"的理论依据，倘若"上下俱病"，病势危重当如何？《素问·五常政大论》云："根于中者，命曰神机，神去则机息。"《素问·脏气法时论》提出："脾恶湿，急食苦以燥之。""脾欲缓，急食甘以缓之。"《素问·阴阳应象大论》指出："中满者，泻之于内。"这些论述提出了治疗脾胃病治则、治法与用药原则。

2. 张仲景发展了脾胃学说

（1）六经辨证，重视脾胃

一部《伤寒论》被后世学者归纳为六个字，即"保胃气，存津液"。李合国总结为：六经发病，重在脾胃；六经传变，脾胃为枢；立法处方，注重脾胃；预后吉凶，胃气为本；调理脾胃，培护后天等方面。集中体现了张仲景对《内经》脾胃理论的继承发展与临床运用。如"伤寒三日，三阳为尽，三阴当受邪，其人反能食而不呕，此为三阴不受邪也"，说明脾胃功能健旺，邪气虽盛，但正能胜邪，自可不传三阴。

（2）立法处方，顾护脾胃

张仲景在遣药组方时不忘顾护脾胃，常以甘草、大枣、蜂蜜以甘缓和中，或啜饮热粥、米饮等以养脾胃、滋汗源、增药效，或加生姜以防壅中滞膈之流弊，使邪祛而不伤脾胃。如桂枝汤方后注"服已须臾，啜热稀粥一升余，以助药力"。张仲景用药精当、力专效宏，以便迅速祛邪以安正，不因药多味杂而扰乱胃气，一旦中病即止，不可过服，以防损伤脾胃，如小承气汤"初服当更衣，不尔者尽饮之，若更衣者，勿服之"，大承气汤"若一服利，则止后服"等。

（3）未病先防，注重脾胃

张仲景论发病与传变，以阳明居中属土，万物所归；脾旺不受邪为立论之主导。在《金匮要略》首篇指出："见肝之病，知肝传脾，当先实脾。四季脾旺不受邪，即勿补之。"

伤寒表证兼里虚，张仲景的治则是先补里后解表，后世归纳为"实人伤寒发其汗，虚人伤寒建其中"，足见张仲景未病先防，即病防变，重视脾胃的学术思想。

（4）判断预后，胃气为本

张仲景通过察脾胃之强弱虚实，来判断疾病预后的吉凶，脾胃由衰而盛则正气复，病可向愈；脾胃由衰而败则正气随之衰败，预后多危。"伤寒热少微厥，指头寒，默默不欲食，烦躁，数日，小便利，色白者，此热除也，欲得食，其病为愈。"由"不得食"到"欲得食"为胃气渐复，可判断热厥轻证有向愈的转归。"凡厥利者，当不能食，今反能食者，恐为除中。食以索饼，不发热者，知胃气尚在，必愈。"厥利如"胃气尚在"则正能胜邪，病有转机，预后好。

（5）瘥后调养，重在脾胃

仲景在《金匮要略》首篇中指出："服食节其冷热苦酸辛甘，不遗形体有衰，病则无由入其腠理。"在末篇又强调："凡饮食滋味，以养于生，食之有妨，反能为害。"并专设"禽兽鱼虫禁忌""果食菜谷禁忌"二篇，以示饮食却病之法。"病人脉已解，而日暮微烦，以病新瘥，人强与谷，脾胃气尚弱，不能消谷，故令微烦，损谷则愈"，强调病后体虚，调理当节制饮食，而不可"强进食"，以免损伤胃气。"大病瘥后，喜唾，久不了了，胸上有寒，当以丸药温之，宜理中丸。"强调大病新愈，温中补气，亦需缓图，而不可峻补，以致脾胃壅滞。

（6）善于从脾胃论治他脏病变

肾着是寒湿痹着于腰部所致的"腰以下冷痛"，张仲景用甘姜苓术汤温中散寒、培土制水而达到治疗目的；肺痿虚寒证用甘草干姜汤，虚热证用麦门冬汤，通过培土生金法而达到治疗目的。这些案例反映了张仲景还善于从脾胃论治他脏病变。虚劳失精用桂枝加龙骨牡蛎汤，取桂枝汤交通阴阳而守中；虚劳里急用小建中汤或黄芪建中汤治疗，以甘药建中缓急；虚劳腰痛用肾气丸益气补肾，在补肝肾时，仍不忘健脾疏土，使中焦健运；虚劳风气百疾采取扶正祛邪法，方用薯蓣丸，重用山药为君，调补脾胃，辅以四君子、姜枣温中补气，佐以豆卷、神曲化湿调中。

（7）创立了许多治疗脾胃病的名方

这些名方有以温中补虚法为主的理中汤类，甘温建中法为主的建中汤类，温阳利水为主的苓桂剂，温脾摄血的黄土汤，燮理升降法为主的泻心汤类，清泄阳明的白虎汤、承气汤类，理气健脾的枳术汤，调理肝脾的当归芍药散，补脾安神的甘麦大枣汤等。杜氏等统计《金匮要略》共载方 181 首，其中治脾之方达 56 首，约占 31%，用药共 156 味，上述 56 首方中归经和主治在脾胃的药有 43 味，占总用药数的 27.5%，181 方中选用方次最多的药物依次是甘草、茯苓、人参，前 10 味药多为辛甘温热之调理脾胃要药。由此可见仲景临证重视治脾，且以温阳健脾为主。

3. 李东垣创立了脾胃学说

李东垣以《内经》《难经》及仲景学说为基础，著成《脾胃论》一书。他从脾胃论治内伤杂病，强调饮食、劳倦及七情过用均能损伤脾胃，创立了脾胃学说。他在《脾胃论·卷上·仲景引内经所说脾胃》中指出"仲景云：'人受气于水谷以养神，水谷尽而神去。故云：安谷则昌，绝谷则亡。''水去则营散，谷消则卫亡，营散卫亡，神无所依。'

又云：'水入于经，其血乃成，谷入于胃，脉道乃行。'故血不可不养，卫不可不温，血温卫和，得尽天年。"

（1）生理上强调脾胃为元气之本

李东垣指出脾胃是人体精气的枢纽，提出"养生当实元气"的思想。

李东垣在《脾胃论》中指出："真气又名元气，乃先身之精气也，非胃气不能滋之。""元气之充足，皆由脾胃之气无所伤，而后能滋养元气。"而人身诸气皆由胃气所化，"夫元气、谷气、荣气、清气、卫气、生发诸阳上升之气，此六者皆饮食入胃，谷气上行，胃气之异名，其实一也"。人赖天阳之气以生，而此阳气须化于脾胃；人赖地阴之气以长，而此阴气须化于脾胃；人赖阴精之奉以寿，而此阴精必源于脾胃；人赖营气之充以养，而此营气必统于脾胃。

李东垣认为："在人则清浊之气皆从脾胃出，荣气荣养于身，乃水谷之气味化之也。""万物之中，人一也，呼吸升降，效象天地，准绳阴阳。盖胃为水谷之海，饮食入胃，而精气先输脾归肺，上行春夏之令，以滋养周身，乃清气为天者也。升已而下输膀胱，行秋冬之令，为传化糟粕，转味而出，乃浊阴为地者也。"《脾胃论·卷下·脾胃虚则九窍不通论》指出："胃者行清气而上，即地之阳气也。积阳成天，曰清阳出上窍；曰清阳实四肢；曰清阳发腠理者也。"脾主运化、主四肢肌肉，胃主受纳、腐熟水谷，脾胃居中，载土德，万物所归。脾胃健运，升则上输心肺，降则下归肝肾，以维持"清阳出上窍，浊阴出下窍；清阳发腠理，浊阴走五脏；清阳实四肢，浊阴归六腑"之正常升降运动。

（2）病理上强调"百病皆由脾胃衰而生"

李东垣提出"内伤脾胃，百病由生"的学术思想。

"人以水谷为本，故人绝水谷则死，脉无胃气亦死。历观诸篇而参考之，则元气之充足，皆由脾胃之气无所伤，而后能滋养元气。若胃气之本弱，饮食自倍，则脾胃之气既伤，而元气亦不能充，而诸病之所由生也。"《黄帝内经》云"正气存内，邪不可干""邪之所凑，其气必虚"，脾胃虚衰，元气不足，则"五脏不安"。如脾胃气衰，心火独盛；脾所不胜，病及肝胆；脾胃虚弱，肺金受邪；脾胃虚弱，肾水泛溢；脾胃虚弱，九窍不通。

《脾胃论·卷下·脾胃虚则九窍不通论》同时指出："脾胃既为阴火所乘，谷气闭塞而下流，即清气不升，九窍为之不利，胃之一腑病，则十二经元气皆不足也。"即脾胃损伤，升降失司，则"百病由生"。"清气不升，浊气不降，清浊相干，乱于胸中，使周身气血逆乱而行。"可见中焦脾胃是全身气机升降的枢纽，只有脾升胃降有序，才能气血通利，生机不息。

（3）治疗上强调温补脾胃，升举阳气

李东垣提出"治脾胃之所以安五脏"的学术见解。

李东垣认为升降之中，以生长与升发尤其重要，只有谷气上升，脾气升发，元气才能充沛，生机才能活跃，阴火才能潜藏。故补脾胃，主张"升阳益气""甘温除热"等法，创补中益气汤、调中益气汤、升阳益胃汤、清暑益气汤等，察其立方本意在于内伤劳倦，脾胃虚损，主要表现为脾气、脾阳虚损，胃阳虚衰，故擅长用人参、黄芪、白术等补中益气；配升麻、柴胡、防风、羌活、独活等升阳药，遂其升发之性，并取风能胜湿之意；青皮、陈皮、木香理气和中助运；炒苍术、厚朴等温燥芳化；炒谷芽、炒麦芽、六神曲等消食开胃。脾气、胃气均虚损，脾阳不足，胃有寒湿，故脾胃合治，温燥升运，效如桴鼓。脾胃属土居中，与其他四脏关系密切，不论哪脏受邪或劳损内伤，都会伤及脾胃；同时，各脏器的疾病也都可以通过脾胃来调和濡养、协调解决，提出"治脾胃之所以安五脏"，即从脾胃论治内伤杂病。

4. 温补学派充实了脾胃学说

温补学派的创始人薛己继承了补土学派的补土培元理论，指出"盖脾胃为气血之本，阳气虚弱，弱而不能生阴血者，宜用六君子汤。阳气虚寒而不能生阴血者，犹需用六君子汤加炮姜"。张介宾作为温补学派的一代宗师，极其重视脾胃。提出凡欲察病者，必须先察胃气，凡欲治病者，必须常顾胃气，胃气无损，诸可无虑。脾胃有病，自宜治脾，然脾为土脏，灌溉四傍，是以五脏中皆有脾气，而脾胃中亦皆有五脏之气，故善治脾者，能调五脏，能治脾胃，而使食进胃强，即所以安五脏。脾胃用药不止于健脾消食助运之品，风寒湿热皆能犯脾，饮食劳倦皆能伤脾，故散风、祛寒、清热、利湿、消食、导滞、温补之品皆是治脾胃之药。温补学派的著名代表人物之一李中梓也指出："胃气一败，百药难施。一有此身，必资谷气。谷入于胃，洒陈于六腑而气至，和调于五脏而血生，而人资之以为生者也。故曰：后天之本在脾。"他们从温补脾土入手治疗各种内科疾病，丰富与充实了脾胃学说。

5. 温病学派完善了脾胃学说

（1）脏腑各殊，脾胃分治

温病学派的代表人物叶天士对《脾胃论》推崇备至，认为"脾胃之论莫详于东垣""内伤必取法乎东垣"，但同时又认为"东垣之法，不过详于治脾，而略于治胃耳"。叶天士汲取东垣学说并结合自己临床实践，重视脾胃在人体中的作用，但又认为脾胃虽同为中土，胃属戊土，脾属己土，脏腑之体各殊。《经》言"五脏者，藏精气而不泻也""六腑者，传化物而不藏"，叶天士云"纳食主胃，运化主脾，脾宜升则健，胃宜降则和"，故脏宜藏，腑宜通。"太阴湿土，得阳始运；阳明阳土，得阴自安，以脾喜刚燥，胃喜柔润也。"若脾阳不足，而胃有燥火，一脏一腑，病性不同，当脾胃分治。

仲景急下存阴，其治在胃，对外感热病，留一份阴液，便存一线生机。东垣大升阳气，其治在脾，对内伤杂病，保一息真阳，便有一丝活力。叶天士认为东垣之法不过详于治脾而略于治胃耳。而脾胃之病，虚实寒热，宜燥宜润，固当详辨，其于升降二字，尤为紧要。脾病有脾气下陷、脾不健运；胃病有胃气上逆、胃失通降；脾胃同病，病证纷纭，临证应脾胃分治，不可偏废。

（2）甘平清养，顾护胃阴

在全面继承和发扬东垣补脾升阳学说基础上，叶天士更注重降胃和胃，并善用甘润养胃药，重视顾护胃阴。正如他所云："阳土喜柔，偏恶刚燥，若四君、异功等竟是治脾之要。腑宜通即是补，甘濡润，胃气下行亦有效验。"华岫云在《临证指南医案·脾胃》中曰：叶天士所谓胃宜降则和，非用辛开苦降，亦非苦寒下夺，以损胃气，不过甘平，或甘凉濡润，以养胃阴，则津液来复，使之通降而已。甘平之剂，所用之药不过麦冬、扁豆、玉竹、北沙参、石斛、乌梅、天花粉等。故升脾之法当效东垣，降胃之法独遵天士。

（3）脾升胃降，兼重先天

叶天士强调"腑病以通为补，与守中必致壅逆"，另立通补阳明之法，多在益气养阴之药物的基础上，酌加陈皮、厚朴、火麻仁等行气降下之品，使胃气得以通降，以恢复后天脾胃的生理功能。此外叶天士不但重视"后天之本"脾胃，又强调"脾阳宜动，动则能运；肾阳宜静，静则能藏""肾阳自下涵蒸，而脾阳始能运筹"，补后天时重视养先天，脾肾兼顾。叶天士辨治脾胃之法，补充了东垣脾胃学说之不足。

（4）上下交损，当治其中

《临证指南医案·卷一·虚劳》中有一个医案："某，神伤精败，心肾不交，上下交损。当治其中。参术膏，米饮汤调送。"虚劳无论上损、下损，若由上及下，或由下及上，过中焦为难治。此时上下俱病，病情错综复杂、难以兼顾之际，治疗应何去何从？叶天士认为此时可考虑治在中焦，以调治中焦脾胃为宜。治脾治中能治其本而调养上下，脾胃气旺，水谷精微四布，机体生机渐旺，疗效自然可期。这种认识基于脾胃学说，这种临床实践又为我们开启了临床治疗难治性疾病的法门，即从中焦论治常收良效。

（5）宣通开泄，论治湿温

叶天士作为温病大家，其学术成就更多体现在认识和治疗温病方面。对于湿温病湿热侵犯人体，叶天士强调病变中心当在中焦脾胃，并上下弥漫三焦。因胃为水谷之海，脾为湿土之脏，同气相感，"外邪入里，里湿为合"，指出"湿伤脾胃""湿郁脾胃之阳""湿久脾阳消乏"等。湿热侵犯人体发病后的基本证候与病机转归，亦以中焦脾胃的阴阳偏盛作为基础，指出"在阳旺之躯，胃湿恒多；在阴盛之体，脾湿亦不少"。阳旺之躯，胃热偏盛，邪易热化；阴盛之体，脾湿偏盛，邪易湿化。因而基本证型表现有热重于湿与湿重于热之不同。叶天士治中焦湿热，主用清热化湿，以恢复中焦脾胃气机之升降功能为大法。"宜从开泄，宣通气滞"，药用"杏、蔻、橘、桔等"，或用"厚朴、广皮、煨草果、炒楂肉、藿香梗、炒神曲"，或"藿香梗、广皮、茯苓、大腹皮、厚朴、谷芽"，或用"山茵陈、草果仁、茯苓皮、大腹皮绒、厚朴、广皮、猪苓、泽泻"等，辛开湿郁，宣理气机，或略佐苦降、淡渗。华岫云对此总结为："若脾阳不运，湿滞中焦者，用术、朴、姜、半之属，以温运之；以苓、泽、腹皮、滑石等渗泄之，亦犹低洼湿处，必得烈日晒之，或以刚燥之土培之，或开沟渠以泄之耳。"深得叶天士要旨。后世医家正是从叶天士等温病大家治疗湿温病的遣方用药中总结出了治疗湿温病之大法是"宣上、畅中、渗下，分消走泄，通利三焦，并佐以健脾醒胃、理气行滞"。大大提高了临床治疗湿温病的疗效。

（二）脾胃学说的现代研究

经现代学者研究表明：脾胃学说除包括西医学的胃肠道消化、吸收功能外，还包括了自主神经、能量代谢、内分泌、免疫及运动等多系统功能在内。故脾胃学说所论病变涉及消化吸收功能障碍、自主神经功能紊乱、内分泌功能失调、免疫功能低下、以及血液系统、运动系统和能量代谢等方面的诸多异常。因此有学者把神经内分泌免疫网络学说与中医的脾胃学说进行了关联。在神经内分泌免疫网络中神经内分泌系统和免疫系统可以共用细胞因子、肽类激素和神经递质，并且它们之间产生了广泛而密切的联系，认为人体是一个统一的整体，机体各个系统虽有独特的生理功能，但皆受神经内分泌免疫系统的支配。这种认识与"治脾胃即所以安五脏"有异曲同工之妙。脑肠肽就是这样一种具有特殊生物作用的活性物质，双重分布于胃肠道及中枢神经系统的肽类激素，对神经系统和胃肠道调节起着重要作用，具有调节胃肠运动、分泌、吸收等复杂功能。而 β–内啡肽（β–EP）是重要的脑肠肽，广泛存在于胃肠道及丘脑垂体中，不仅存在于内分泌和旁分泌细胞中，发挥激素和局部介质作用，也存在于内源性和外源性神经元中，起到神经递质的作用，对胃肠功能的调整发挥作用。

1. 脾虚证与神经内分泌功能失调

有研究指出：脾虚证大鼠血清胃泌素含量下降（$P < 0.01$），节律性消失（$P > 0.05$），节律中值及振幅显著降低。有学者研究显示：大黄脾虚模型血清胃泌素水平显著降低，利血平脾虚模型血清胃泌素有降低趋势，但这两种脾虚模型大鼠胃黏膜胃泌素受体结合位点数均有明显减少；中药黄芪对脾虚大鼠胃黏膜胃泌素受体结合位点数有显著上调作用。有研究指出：脾虚证大鼠胰岛 B 细胞胰岛素和 A 细胞胰高血糖素免疫染色明显减弱，而 D 细胞生长抑素和 B 细胞胰岛淀粉样多肽免疫染色明显增强。另有研究报道：SD

脾虚证模型大鼠血清甲状腺激素及下丘脑、胸腺细胞核 T_3 受体的甲状腺激素生物效应低下，经由神经内分泌免疫调节环路，削弱免疫功能，这可能是脾虚证的一种重要病机。脾虚时下丘脑、垂体、甲状腺合成、分泌及调控功能低下，各级反馈不能使各层次激素水平恢复正常，脾虚证大鼠血清 T_3、T_4、FT_3、FT_4 以及下丘脑 TRH、垂体 TSH 含量均较正常组低，有极显著性差异（$P < 0.01$）；血清 TRH、TSH 含量均较正常组高，有极显著性差异（$P < 0.01$），四君子汤则能修复下丘脑 – 垂体 – 甲状腺轴功能的损伤。

2. 脾虚证与免疫功能低下

自 20 世纪 60 年代起，许多学者为诠释脾虚证免疫学的本质，运用免疫学的方法进行了大量研究，发现脾虚证的发生涉及免疫学中非特异性免疫、体液免疫、细胞免疫、分子免疫以及免疫遗传等方面，两者间有着极为广泛的内在联系。据报道，脾虚小鼠脾重与脾重指数，胸腺与胸腺指数均显著低于正常。脾虚患者外周血淋巴细胞数目减少。血清可溶性细胞黏附分子 –1 水平明显升高，外周血单核细胞经脂多糖（LPS）刺激后产生的白介素 –15（IL–15）的活性及经植物血凝素（PHA）刺激后产生的 γ – 干扰素（IFN– γ）的活性均低于正常。脾虚证巨噬细胞吞噬功能低下和自然杀伤细胞活性降低；T 细胞减少，淋巴细胞转化率、淋巴细胞亚群等细胞免疫功能都有不同程度的变化，并且 CD_4^+T 细胞减少、CD_8^+T 细胞升高及 CD_4^+T/CD_8^+T 比值下降是脾虚时最基本的病理改变；还有红细胞免疫受累，免疫复合物清除异常，终致红细胞免疫功能减弱。

3. 脾虚证与能量代谢水平下降

能量代谢是生物体内物质代谢过程中所伴随的能量的释放、转移和利用，"脾主运化""脾主肌肉"，如脾虚失运，则脏腑、肌肉无以充养，各器官的功能活动会减退，那么组织器官及肌肉代谢相关酶的活性会降低，能量代谢的水平也会下降。李氏实验结果表明，脾虚大鼠红细胞膜 Na^+-K^+-ATP 酶活性显著低于对照组，证实了脾虚时，Na^+-K^+-ATP 酶活性受到抑制，能量产生减少。提示细胞膜 Na^+-K^+-ATP 酶活性下降是脾气虚证的病理机制之一。徐氏等通过对脾气虚证大鼠骨骼肌 ATP 含量及相关代谢酶活性进行测定，结果发现脾虚大鼠骨骼肌中 ATP 含量减少，相关代谢酶如乳酸脱氢酶活性降低，并且差异有显著性。表明脾虚时肌肉中能量代谢发生了明显变化。

总之，脾胃学说所论及的"脾胃"其实是一个多系统、多器官的功能单位。中医学认为"脾胃为后天之本"，脾胃的功能健旺，是机体健康的重要保证，而通过调理脾胃可以治疗或预防疾病。这些观点都得到了西医学研究的印证。

（三）基于脾胃学说治疗内科杂病的临床探索

在临床上经常遇到一些内科杂病，当西医学束手无策之时，中医从脾胃论治却常能独辟蹊径，获得良效。如邓铁涛老先生从"脾胃虚损，五脏相关"论治重症肌无力，补脾益气是贯穿疾病始终的治疗大法。我先后师从过国家级名老中医、脾胃病专家蔡慎初教授、连建伟教授，浙江省名中医、心血管专家程志清教授，肾脏病学专家程锦国教授。他们都擅长用脾胃学说治疗各种内科难治性疾病，给了我很多启示。蔡教授治疗慢性萎缩性胃炎一般遵循"通补兼顾不宜滞""调气和血、辛开苦降消痞满""寒热并用、燥润相济求其平""辨证辨病相结合"四大原则指导临床实践。蔡教授尤擅长从中焦论治内科难治性疾病。在脾胃病的治法上，他远宗张仲景，近法叶天士，中崇李东垣。

蔡教授认为无论是脾胃本脏腑病变还是他脏疾病波及中焦脾胃而导致的脾胃疾患，其病机特点可归纳为四个方面，主要表现在：纳化失常、升降逆乱、湿食内滞、气血同病。临床上脾胃病又经常是多种病机相交杂为病，故临证不可不细考。①纳化失常。凡能纳而不能化者，其治重脾。治脾者或以温补脾虚为主，或以健运脾胃为治，皆以恢复脾运为目的，常用补中益气汤、黄芪建中汤、异功散、香砂六君汤、七味白术散、参苓白术散、资生丸等为代表方。凡能化而不能纳者，其治重胃。治胃主以通降之法以顺应"胃宜降则和"之性，寒者热之、热者清之、燥者濡之，皆为其治，方有吴茱萸汤、大黄甘草汤、麦门冬汤等。②升降逆乱。中焦脾胃升降逆乱，使中焦胃气斡旋失司，枢机不利则易致"清气在下，则生飧泄；浊气在上，则生䐜胀"（《内经》），可采用《伤寒论》半夏泻心汤、甘草泻心汤、生姜泻心汤、乌梅丸等方，辛开苦降甘调并用以和解中焦半上半下之枢机不利。③湿食（热）内滞。脾失健运，水反为湿，谷反为滞，湿食内滞，外湿相合，郁而化热，湿热内蕴。法温病学家之治，宜畅中为主即以辛温开郁、苦温燥湿，兼宣上、渗下以分消走泄，再佐健脾醒胃、理气行滞之品以恢复脾胃功能。可选用温胆汤、俞氏芩连二陈汤、俞氏蒿芩清胆汤、三仁汤、藿香正气散、连朴饮、藿朴夏苓汤等方。④气血同病。

"土得木而达之"（《内经》）指脾胃的正常运化有赖于肝胆的正常疏泄，即"木能疏土而脾滞以行"（《临证指南医案》）。而胃为多气多血之腑，病则气血必受其阻。初起在气，日久入血，终致气滞血瘀，气血同病。故治用疏肝健脾、培土柔木、行气活血等法，初起在气用逍遥散、四磨汤、六磨汤、当归芍药散、归芍六君子汤等，日久入血用丹参饮、血府逐瘀汤等。

　　脾胃病当从中焦论治无可非议。临床上对一些内科难治性疾病，从中焦论治亦常获良效。蔡教授对周学干在《慎斋遗书・辨证施治》中有一段精辟的论述极为推崇："诸病不愈，必寻到脾胃之中，方无一失。何以言之？脾胃一伤，四脏皆无生气，故疾病日多矣。万物从土而生，亦从土而归。'补肾不若补脾'，此之谓也。治病不愈，寻到脾胃而愈者甚多。凡见咳嗽、自汗、发热、脾虚生痰，不必理痰清热，土旺而痰消热退，四君子汤加桂、姜、陈皮、北五味子，后调以参苓白术散。"认为慢性久病多宜从脾论治，治其根本，标象自愈。

（叶人）

二、从中焦论治妇科杂病

　　蔡教授对妇科疾病亦有丰富的临床经验，有着独到的见解。他崇尚脾胃学说，擅长从脾胃论治妇科诸疾。中医重视整体观念，脾胃为后天之本，气血生化之源。女子经水由血化生，而血的生成、统摄和运行，又依赖于气的作用。因此，若脾胃功能失调，则直接或间接致诸多妇科疾患。肾主先天，脾主后天；肾主生殖，脾主营养，先天后天相互协调支持，营养与生殖得以协调，经、带、胎、产诸症便可少发。在调理肝肾的同时，蔡教授通过调整脾升胃降以带动全身阴阳气血趋于平衡，以后天养先天，治后天以调先天，对妇科疾病的治疗，有其积极的指导意义。脾胃学说的奠基石可追溯到《内经》，其曰："饮入于胃，游溢精气，上输于脾，脾气散精，上归于肺，通调水道，下输膀胱。水精四布，五经并行。""上下交病，治在中焦"的理论是叶天士对脾胃学说的进一步升华。平时所遇妇科病证，蔡教授概括以妇科疾患为"下损"，常常将合并的头晕、头痛、目涩、烦躁、口疮等症状归为"上损"。其正确而灵活地运用脾胃学说及"上下交损，当治其中"的治则立法，屡显奇效。笔者有幸随师侍诊，略有心得，现简要介绍蔡教授从脾胃学说论治妇科病的经验体会。

（一）脾胃与月经病的关系

月经的主要成分是血，血的生成、统摄、运行有赖于气，脾胃为气血生化之源，血的生成和运行有赖于脾胃的生化，依靠脾主统血的作用。《景岳全书·妇人规》曰"经血为水谷之精气"，又曰"故月经之本，所重在冲脉；所重在胃气；所重在心脾生化之源耳"。《临证指南医案》也提出："凡经水之至。必由冲脉而始下。此脉胃经所管。"若妇人饮食失调，损伤脾胃，气血生化乏源，胞脉失养，血海空虚，则可见月经后期，月经过少甚至闭经。忧思劳倦，或病后失调，导致脾虚统摄无权，冲任失固，不能制约经血，则致月经先期，经期延长甚则崩漏。气血虚弱，胞脉失养，或脾阳不振，运血无力，滞而不畅，发于经净后或经期少腹空痛。蔡教授在治疗月经病时见脾气虚弱者，多用健脾益气养血之

品：黄芪、党参、生晒参、白术、茯苓、怀山药、白扁豆、
薏苡仁等；如腹胀而纳呆，运化无力，酌加陈皮、白豆蔻、
焦三仙（焦山楂、焦神曲、焦麦芽）；大便溏泄加广木香、
熟薏苡仁；月经稀少者加鸡血藤、淫羊藿、丹参、补骨脂
等，扶脾而兼顾肾气，使脾肾两健，生化旺盛，血海满盈则
经水自行。痛经气血虚寒者加党参、当归、白术配合香附、
延胡索等补气养血，理气止痛。月经先期、过多及崩漏，用
黄芪、党参健脾补气，酌加阿胶珠、炒艾叶、牡蛎补脾益
气，升阳摄血；如绝经前后诸证，宜调养心脾。而治疗过程
中，月经病补血之药多属于厚味滋腻之品易碍胃滞中，败伤
胃气，蔡教授往往佐以轻轻理气之品如陈皮、广木香、砂仁
以醒脾开胃。总之治疗上述月经病，蔡教授认为顾护中气，
调理脾胃是必须的，充分反映了中医"中和平衡"思想。

（二）脾胃与带下病的关系

带下为肾精下润之液，属阴液。《景岳全书》提出："盖
白带出于胞中，精之余也"。《灵枢》指出："五谷之津液和
合为而膏者，内渗入于骨空，补益脑髓，而下流于阴股。"
带下的产生及质、量的变化不仅与肾精有关，更与脾经之气
有密切的联系。《傅青主女科》在带下门中提出"夫带下俱
是湿证"。脾主中土，运化水湿，若脾土虚弱，不能运化水
湿，湿浊内阻，下犯子宫、任带等，任带失约，从而形成
带下病。《血证论》曰："若脾土失其冲和，不能制水，带脉
受伤，注于胞中，因发带症。"蔡教授治疗带下病喜用党参、
白术、苍术、山药、陈皮、泽兰、车前子健脾化湿，黑荆芥
入血分祛风燥湿，并佐以柴胡、升麻升提脾阳。综观蔡教授

用药特点寓补于散之中，寄消于升之内，脾胃升降有度，湿气自消，带下自止。

（三）脾胃与妊娠病的关系

脾胃为气血生化之源，气机升降的枢纽，而妊娠病的病机主要是阴血偏虚以及气机受阻，蔡教授治疗妊娠病以健脾养血，调气安胎为要。脾旺血充则胎易长，气机调则中土安和，饮食增进，如此母气旺，子气也旺，胎气得安。《金匮要略·妇人妊娠病脉证并治》记载："妊娠呕吐不止，干姜人参半夏丸主之。"若脾胃素虚，升降失调，或痰湿内阻，胃失和降，加之冲脉之气上逆，则可致妊娠恶阻。妊娠恶阻的病机主要是冲气上逆，胃失和降，因此治疗必须调气和胃兼顾益肾安胎，蔡教授非常重视脾土在养胎和保胎方面的重要意义。故蔡教授治疗妊娠疾病时，除了补肾安胎，亦多用黄芪、白术、茯苓、砂仁等健脾益气渗湿之品，理气畅中，使中焦气机升降有序，脾健胃和而呕吐止。

（四）脾胃与产后病的关系

妇女在分娩时由于产创出血和产程中用力耗气，使气血骤虚，如产后排尿异常、产后汗证、后恶露不绝、产后大便难、产后腹痛等，多是由于脾气受损，继之出现膀胱气化失司、卫阳不固、肠道运化无力、冲任不固、胞脉失养等一系列病理变化而发病，蔡教授采取健脾益气为先，佐以和营止汗、养血润燥、通利小便、摄血止血等治疗，临床喜用补中益气汤、玉屏风散、黄芪建中汤等加减。产后"三审"之一，为审乳汁的行与不行和饮食的多少，蔡教授经常强调这就是专察胃气的强弱，由此可见产后病与脾胃的密切关系。产后的生理原因，脾胃功能往往会衰减，故在蔡教授治虚时尤其注重健脾益气扶元。假使要投以消导，或化瘀之剂，亦必兼顾脾胃。另外，蔡教授在治疗产后诸病多用党参、黄芪、白术等健脾补气，配合熟地黄、黄精、当归、大枣等滋阴补血，一方面帮助产妇产后的恢复，另一方面亦可增加乳汁的化生。这正是蔡教授本着"勿拘于产后，亦勿忘于产后"的治疗原则以补脾胃来化生气血治其本，并结合病情进行辨证施治以治其标，标本兼治。

（五）脾胃与杂病的关系

妇科杂病以妇人腹痛、癥瘕、不孕、阴挺较常见，这些疾病虽常以肝郁、气滞、血瘀、痰湿为主要表现，但往往与脾胃不和有因果关系，或因脾胃虚弱而致病，或因病而致脾胃虚弱，互相影响，使疾病缠绵难愈。如妇人腹痛多因虚致瘀，患者虽瘀血重，但因虚不受攻，须健脾益气，活血消瘤并用，又如不孕患者多因素体肾虚，复因脾虚肝郁、痰湿闭阻，闭阻胞脉而致病，因此蔡教授在治疗妇科杂病时，临床上多根据患者个体情况，给予健脾疏肝或健脾补肾为主的治疗原则，配合活血消癥、燥湿化痰等治疗方法并用，常用方为黄芪建中汤、补中益气汤等加减。

案例一：陈某，女，29岁。2014年4月12日初诊。既往月经不调病史，月经延后，周期50天左右，末次月经（LMP）2014年2月20日。患者2010年足月行剖宫产，2012年人工流产1次，后开始月经延后，经量少，色暗，有血块。经期乏力，轻微痛经，大便溏，胃纳差，平素口腔溃疡。刻下症见：停经45天，口舌生疮，喜冷饮，乳房胀痛，舌淡胖，边有齿痕。脉细弦数，尺脉沉。早孕试纸（－）。B超示：子宫小肌瘤。中医诊断：月经后期。证属脾运失常，虚火上炎；气血亏虚，胞脉失养。西医诊断：月经不规则。治以健运中焦，补土伏火，养血调经。

处方：黄芪30g，生白术15g，茯苓15g，白扁豆12g，干姜10g，当归10g，炙甘草5g，党参20g，山茱萸10g，生牡蛎30g（先煎），木香8g，豆蔻6g，升麻10g，当归9g，炒鸡内金12g，山药20g，小茴香6g，知母6g，黄柏10g，凌霄花9g，泽兰12g。7剂。每日1剂，水煎取汁400mL，分早、晚2次服。

2014年4月19日二诊：月经仍未来潮。服药后，胃口较前好转，服药期间排气增多，大便正常。口干喜冷饮减轻，诉乳房胀痛，手心热。舌淡，边有齿痕，脉细滑数。加用王不留行12g，益母草30g，乌梅10g。

按语：此病患为剖宫产加人工流产后导致元气受损，中气不足偏于虚寒所致。脾为后天之本，气血生化之源。若脾运失健，精微物质不能输布，血生化不足而气血亏虚，血海空虚，胞脉失于濡养而发为月经量减少，月经推迟。中气虚寒不能正常斡旋心肺之气右降，心肺之气不降，心包相火熏着，出现易上火，表现为口腔溃疡，口干喜冷饮；中气虚寒不能正常斡旋肝肾之气左升，导致厥阴下陷生寒，萌发之力减弱，出现痛经、经期乏力及纳食差、大便溏。蔡教授认为中土脾虚，虚火上浮，故予以健运中焦，补土伏火治之。黄芪、党参、升麻、白术、甘草健脾益气，方取意补中益气汤，补足脾胃元气；配合木香、豆蔻理气助运；小茴香温胃化湿；佐鸡内金、山药、白扁豆健脾和中；当归补血；黄柏、知母、凌霄花凉血祛风，清热泻阴火；酌加泽兰活血利湿。全方运用甘温之剂，使阴火无援不能上乘，虚火自清。二诊月经未来潮，加用王不留行、益母草活血通经，乌梅敛降相火。

李东垣认为"脾胃气虚不能升浮，为阴火伤其生发之气"（《内外伤辨惑论》）。中焦升降失司，使清气不得升浮，水谷荣气不能输布，气郁置中土而化火，李东垣认为此"火"为"阴火"。脾居中土，为人体气机升降枢纽，若枢机失于浮降，则清者不升，浊者不降，周身气血郁滞不行，是为"伏火"。蔡教授临床一般对中土脾虚导致的"阴火"，不单纯以寒制火，亦不单以肾水伏制，唯以甘温健脾补中培元之剂，以补为泻，以升为降，正是体现了"上下交损，治在中焦"之意。

案例二：黄某，女，33岁。2013年5月10日初诊。主诉：经行腹痛6个月。近6个月来出现经行腹痛，经期第一、二天为著，畏寒肢冷，伴经前头痛头晕，情绪波动大，易心烦起急，血压略高，头晕时轻时重，口干，夜寐梦多，既往月经周期规律则，末次月经2013年4月20日。刻下症见：痛经，经血夹少量血块，色暗红，量中等，月经周期规则，28天一行，纳食可，恶心，大便软。舌质淡红，中有裂纹，苔白，脉细滑。中医诊断：痛经。证属脾虚肝郁，冲任气血失和。治以清肝理脾，理气和血调经。

处方：天麻10g，钩藤15g（后下），葛根30g，姜半夏12g，蔓荆子10g，黄芩12g，牡丹皮12g，炒栀子10g，炒白芍15g，炒白术12g，荷叶12g，太子参20g，香附10g，延胡索12g，川楝子9g，甘草8g，生姜2片，大枣5个。

14剂。每日1剂，水煎取汁400mL，分早、晚2次服。

2013年5月24日二诊：末次月经2013年5月16日，经水未净。药后痛经改善，血块减少，月经略提前；头晕头痛、心烦减轻，工作忙乱时仍有头晕，但较前有所改善，大便仍软。舌质淡红，苔薄，中有裂纹，脉沉弦。治宜调和肝脾。处方：当归12g，炒白芍15g，柴胡12g，薄荷6g（后下），怀山药20g，党参20g，炒白术15g，茯苓30g，仙鹤草30g，荷叶12g，焦三仙各10g，炮姜8g，阿胶12g，炙甘草6g。14剂，煎服方法同前。

2013年6月20日三诊：药后2次月经来潮均未发生痛经，经前头晕头痛，心烦明显好转。今为月经第1天，继以初诊处方加益母草30g，继服5剂。

按语：该患者素体肝气偏盛，足厥阴肝经络阴器，与冲、任二脉相通。肝主疏泄，肝气过旺致冲气上逆则头晕头痛。肝藏血，有余之血疏泄于冲脉而产生月经，肝气壅塞郁滞，冲任气血失和故而痛经、月经先期。究其病源，蔡教授认为，本患者"上下交损"的根本是气机升降失调，气血失和。脾主升清，胃主降浊，脾胃居中焦，为一身气机升降之枢纽。冲脉隶属阳明，任脉联系太阴，故而治疗冲任气血失和之证从调和中焦气机入手。初诊时春季升发，肝气应之，肝阳亢于上，故仿丹栀逍遥散组方，清肝和脾，调理气机，以天麻、钩藤平肝阳；牡丹皮、炒栀子、蔓荆子清肝火；香附理气调经；柴胡、薄荷疏肝散热；葛根、荷叶轻清，升脾阳；姜半夏降胃阴，平冲气；炒白术健脾胃；辅以白芍药血柔肝；金铃子散（延胡索、川楝子）清肝泄热，活血止痛。如此，肝之体用平衡，脾升胃降，冲脉安和。二诊时肝热得清，肝气仍有郁滞，横逆克土，故而大便黏滞，舌苔白腻；经前怕冷为胞宫虚寒之象。故蔡教授用逍遥散合八珍汤组方加减调和肝脾，理血调经。当归、炒白芍、炮姜、阿胶养血和血柔肝；仙鹤草补虚统血。炒白术、茯苓、焦三仙健脾；三诊暑湿当季，荷叶祛暑升脾阳；泽泻利水渗湿；中焦肝脾和调，则冲任气血和顺，故而痛经得愈，头晕头痛得清。

案例三：李某，47 岁。2011 年 5 月 16 日初诊。月经紊乱伴潮热汗出 1 年，面目、肢体浮肿半年。症见：烘热汗出，时而肢冷，乍寒乍热，晨起面目、肢体浮肿，神疲乏力，纳少，便溏，食后腹胀，痰多胸闷，夜尿增多，舌淡，苔白腻，脉濡滑。外院予西药利维爱治疗 3 个月，潮热汗出减轻但仍有发作，夜间乍寒乍热，余症状未见明显好转。西医诊断为围绝经期综合征。中医诊断：经断前后诸证。证属脾肾不足，阳虚湿阻。治宜补益脾肾，温阳化湿。

处方：淫羊藿、怀山药、龟甲（先煎）各 12g，地骨皮、泽泻各 10g，党参、炒白术、茯苓各 15g，干姜、陈皮各 9g，薏苡仁 30g。水煎服，每日 1 剂，7 剂。

二诊：药后精神好转，形寒肢冷、面目浮肿、痰多胸闷等症减轻，但仍有腰酸、夜尿多，纳少便溏，食后腹胀未减，察其舌淡，苔薄白，脉沉细。上方去泽泻、加金樱子、杜仲各 15g，白豆蔻 6g（后下）。14 剂，诸症消失。

按语：妇女在绝经前后，肾气日渐衰退，精血日趋不足，肾阴阳易失调，导致脏腑功能不调。温州地区地处沿海，气候湿润，多食海鲜，脾胃虚弱而常易积寒、积湿。蔡教授认为更年期妇女年过半百，肾气渐衰属自然规律。部分妇女因体质差异，正气不足，易受环境、饮食等因素的影响，可损伤脾阳，致脾失健运，湿邪停聚。湿邪易困阻脾阳，因脾居中央，为气血生化之源。故中焦脾胃与更年期综合征的发病有着密切关系。若脾胃健运，则可化生精血以后天养先天，在预防和治疗围绝经期方面起着决定性的作用。此患者潮热汗出，乍寒乍热、神疲乏力等症状，与脾胃虚弱，升清不足，阴火上冲有关。故怀山药、龟甲及地骨皮滋阴降火，清心宁神；脾胃困损，生化乏源，气化功能低下，津液、精血输布运化障碍，于是引起浮肿及便溏纳差等各种临床见症，四君子汤及薏苡仁、陈皮、白豆蔻等健脾理气化湿。总之，对围绝经期综合征，蔡教授强调治疗既要补肾调阴阳、又要注重健脾，以滋生化之源，预防水湿内生。《河间六书》提出："妇人童幼天癸未行之间，皆属少阴；天癸既行，皆属厥阴论之；天癸既绝，乃属太阴经也。"故蔡教授调补脾胃，涵养五脏六腑，协调阴阳气血间的平衡，这正符合妇科"青春期重在补肾，生育期重在调肝，绝经期重在健脾"的一般治疗规律。

案例四：吴某，女，31岁。2015年12月24日初诊。主诉：月经淋漓不净半年。患者近半年来经期月经淋漓不净，半月才净，伴月经延后，有血块，色暗，量不多。经本市某医院妇科确诊为"功能失调性子宫出血"，因治疗效果欠佳，特来蔡教授处诊治。末次月经2015年12月4日至12月15日，12月19日又见阴道出血淋漓不尽，至今未净，量少，色淡暗。刻下症见：经血未净，诉平日腹泻，神倦乏力，头晕时见，面色微黄，舌质淡，苔薄白，脉细弱。中医诊断：崩漏。证属脾虚气弱，脾不统血。西医诊断：功能失调性子宫出血。治以健脾益气，升清止血。

处方：党参 30g，炒白术 15g，白茯苓 15g，炙甘草 6g，山药 30g，薏苡仁 30g，白扁豆 15g，砂仁 3g（后下），阿胶 12g（烊冲），桔梗 6g，葛根 30g，仙鹤草 30g，血余炭 10g，侧柏炭 10g。7 剂。

2015 年 12 月 31 日二诊：月经仍见少量淋漓，有血块，大便 2 日一行，质偏干，神倦乏力，头晕多梦，舌淡偏胖，苔薄白，脉细弱。

处方：炙黄芪 30g，党参 30g，炒白术 15g，白茯苓 15g，炙甘草 6g，广木香 6g，远志 12g，酸枣仁 30g，当归 12g，鸡血藤 30g，仙鹤草 30g，升麻 10g，柴胡 6g，侧柏炭 10g，炒白芍 15g。7 剂。

2016 年 1 月 7 日三诊：阴道出血已止 4 天，白带偏多略黄，近日有腹胀作泻，胃中作冷，舌质淡红，苔薄白、脉细。

处方：党参 30g，炒白术 15g，白茯苓 15g，炙甘草 6g，陈皮 10g，姜半夏 10g，广木香 10g，砂仁 3g（后下），薏苡仁 30g，葛根 30g，炒椿根皮 15g，六神曲 10g，炒鸡内金 10g。7 剂。香砂六君汤加味调理月余，未再用止血药，一切良好。

按语：崩漏为妇科常见病，亦为疑难杂症。蔡教授认为此病与体质有关，从体形、面色、饮食可见该患者素体脾虚，气血化源不足，月经常常后期而至。脾气升发失常，致中气下陷，脾阳不运，不能收摄血脉，冲脉堤防不固，而致崩漏不止，淋漓不净。蔡教授平时惯用参苓白术散加止血药用于崩漏出血期的止血，亦可用于血止后的澄源复旧。方中党参、黄芪、白术健脾益气，阿胶、当归养血固经，仙鹤草、血余炭、侧柏炭止血，葛根升阳止泻。全方具有补益脾肾、固养冲任的功效。景岳针对此崩漏发病机制，提出"若脾气虚陷，不能收摄而脱血者，寿脾煎、归脾汤、四君子加芎归，再甚者举元煎"。二诊考虑久病漏下，气血两亏。治当增强益气养血之力。蔡教授方用归脾汤加味，方中黄芪、党参、白术甘温益气健脾，茯苓、山药健脾理气化滞，调畅气机，当归、酸枣仁养血安神，远志宁心安神，升麻、柴胡升阳举陷。全方甘温之剂升举脾阳，补益元气，摄血归经。三诊考虑冲任已调和，但脾胃虚寒宿疾未平，方用香砂六君子汤加味温中健脾，化湿和中，使脾气健、气机畅、冲任固。

案例五：郑某，女，30岁。2015年4月20日初诊。白带量多1年余。患者1年前出现带下量多，带下色白时淡黄，绵绵不断，质清稀无异味，白带培养无病原体感染，平素月经规则。刻下症见：白带量多，劳累后加重。伴头晕头重，烦躁，纳食不佳，厌油腻，口干，大便每日2次，不成形，黏滞不爽。舌质淡，苔白腻，脉弦细滑。中医诊断：带下病。证属脾虚下陷，湿热下注，湿浊上泛。治宜疏肝健脾运脾，祛湿化浊。

处方：荆芥穗10g，陈皮10g，炒苍术、炒白术各12g，厚朴12g，黄连6g，姜半夏10g，茯苓30g，竹茹12g，木香10g（后下），土茯苓30g，炒椿根皮15g，车前子15g（包煎），炒白芍15g，乌梅12g，黄柏10g，生姜2片。7剂，每日1剂，水煎取汁400mL，分早、晚2次服。

2015年4月27日二诊：诉白带明显减少，药后患者头痛、头昏重情况基本消失，食欲好转，精神较前好转，大便仍不成形，诊脉较前有力，舌淡苔白，辨证仍有脾虚之象，继上方加补气之黄芪 30g，炒白扁豆 12g。7 剂。

2015 年 5 月 4 日三诊：诉白带止，经期至，神疲倦怠，腹胀等症减，无明显不适。宗原思路继续调治 14 剂，后随访带下证基本痊愈。

按语： 傅青主曰"带下俱是湿证"，本案立意于《女科经论》"白带多是脾虚，肝气郁则脾受伤，脾伤则湿气下陷，是脾精不守，不能输为荣血，而下白滑之物，皆由肝木郁于地中使然，法当开提肝气，辅助脾元。盖以白带多属气虚，故健脾补气要法也"。蔡教授认为此患者带下过多由脾不健运，津液输布失常，气机升降失司致湿浊下注所致。头晕、急躁是肝胆湿热，头重是湿浊上蒙清窍的表现。《素问·太阴阳明论》曰："脾者，土也。治中央。"中土不足，清阳不升，水湿运化不利则成湿浊痰饮，上下泛滥。故而从中焦脾土入手，立法疏肝健脾运脾，祛湿化浊。蔡教授仿完带汤为主方，佐以平胃散及黄连温胆汤组方化裁。完带汤出自《傅青主女科》，具有健脾益气、升阳除湿止带的作用。方中炒苍术、炒白术健脾运脾，炒椿根皮、黄柏燥湿止带；车前子、土茯苓除湿热；黄连、姜半夏、茯苓、生姜、竹茹以黄连温胆汤之意，除肝胆湿热；炒白芍、乌梅入肝养肝柔肝；荆芥穗疏风升提，与疏肝养肝之品共解脾土之困；苍术、厚朴、木香仿平胃散之意，燥湿运脾，除胀满。患者大便黏滞，二诊加黄芪补气升提，白扁豆健脾除湿止泻，与荆芥穗、木香等升提药相呼应，欲升先降，欲降先升，升降相因，脾土得运，湿浊得化，病损得愈。

案例六： 患者，女，30 岁，孕 1 产 0。2019 年 7 月 1

日初诊。主诉：停经52天，恶心10余天，呕吐酸水3天。患者近10天来恶心干呕，伴头晕，3天前恶心加重并呕吐酸水，来院就诊。刻下症见：恶心、呕吐酸水，每日4～5次，伴头晕，乏力，纳食差，二便尚调；患者面、唇色淡，舌质淡红，苔薄黄，脉缓滑。末次月经2019年5月8日，1年前因胚胎停育行清宫术，此次得知妊娠后担心再次胚胎停育而感到紧张。查B超：宫内妊娠50+天，单活胎；性激素2项：人绒毛膜促性腺激素（HCG）82100mIU/mL，孕酮（P）23.07ng/mL。中医诊断：妊娠恶阻。证属脾胃虚弱，胃失和降。西医诊断：妊娠剧吐。治以健脾益胃，清心安神，止呕安胎。

处方：紫苏叶10g，黄连5g，莲子心5g，党参15g，白术10g，山药15g，炙甘草5g，陈皮6g，姜半夏10g，木香8g，砂仁5g（后下），桑寄生15g，菟丝子10g，乌梅10g，姜竹茹12g。7剂，浓煎少量频服。并嘱患者放松心情。

2019年7月8日二诊：患者诉头晕、干呕、乏力等症明显缓解，呕吐酸水减为每天1～2次，食欲欠佳，仍有嗜睡，口干。予以香砂六君子汤合寿胎丸加减：党参15g，白术10g，茯苓10g，甘草5g，山药10g，陈皮6g，姜半夏6g，砂仁5g，木香8g，续断20g，菟丝子10g，桑寄生15g，石斛12g，紫苏梗10g。5剂，水煎代茶饮，少量频服。

2019年7月15日三诊：患者已无头晕、呕吐、吐酸水等症，偶感恶心，呕吐止，已能正常进食，诸症愈。未开中药，嘱其继续保持良好心态，不适随诊。

按语：《胎产心法》云："恶阻者，谓有胎气，恶心阻其饮食也。妊娠禀受怯弱，中腕宿有痰饮，便有阻病……此皆胃气弱而兼痰与气滞者也。"由此已阐明恶阻乃脾胃虚弱，失于运化，酿生痰浊，阻于经络所致。治疗健脾和胃，调理气机，使脾气升，胃气降，痰郁清，气血调。此患者面唇色淡、头晕、恶心干呕、乏力、嗜睡、纳差，考虑是脾胃虚弱、脾不升清、胃不降浊所致，所以蔡教授初诊用香砂六君子汤合苏叶黄连汤以健脾益胃，理气畅中。此病例患者曾胚胎停育而有焦虑、紧张的情绪，又呕吐酸水，苔薄黄，表明患者尚有情志过极化火，影响心胃，用苏叶黄连汤及莲子心清火宁心，且嘱患者调节情绪，以助宁心安胃。方中陈皮、姜半夏健脾化痰，竹茹清热除烦止呕，黄连苦寒降胃气，乌梅味酸抑肝，砂仁温中理气安胎，使肝胃和，逆气降，则呕自平。全方有健脾益胃、清心安神、止呕安胎之功，切合病机。二诊时患者诸症均有好转，但食欲欠佳、嗜睡，考虑乃脾胃素虚，易生痰湿，清气不升困阻中焦所致，继续予以香砂六君子汤加减醒脾开胃、益气化痰。兼顾安胎，寿胎丸合用之，石斛养阴和胃，巩固疗效。三诊患者诸症已无，遵"中病即止"的原则不再用药，仍嘱咐保持良好心态，避免情志过极使得病情反复或变生他症。

案例七： 张某，女，28岁，顺产后1天，因产程过长，小便不通。于2011年10月15日邀蔡教授会诊，望其面色苍白无华，舌质淡白，苔薄白。其语声低微，气短微喘。诉全身乏力，动则汗出，懒言。触其膀胱膨隆，脉细无力。中医诊断：产后小便不通，证属中气不足，气虚下陷，膀胱气化无力。西医诊断：产后尿潴留。治以培补中气，升清降浊。

处方： 黄芪45g，当归12g，人参、白术各20g，陈皮、炙甘草各 6g，升麻、柴胡、肉桂各 3g，车前子 15g。7 剂，水煎服。

二诊：服药后小便排出，但仍觉全身乏力，懒言，上方去车前子、肉桂，黄芪改 30g，当归改 20g，加益母草 30g。5 剂。

按语：《灵枢·口问》言："中气不足，溲便为之变。"李东垣认为："脾胃虚则九窍不通。"由于产妇产时元气大泄，失血过多，气随血耗，中气下陷，膀胱气化无力，不能升清泄浊致小便不通。西医针对此病，多采用留置导尿管排尿的方法，易造成膀胱、尿道黏膜损伤，蔡教授认为宜补中调气，促进升降枢机。方用补中益气汤加味培补中气，升阳举陷，恢复升清降浊之功。故用大剂量的黄芪、当归大补气血；加用肉桂鼓舞膀胱气化，促使气血生长，且能利尿；车前子有利尿而无伤阴之弊。茯苓、车前子利水滑窍以为引导，一升一利，一补一泻，以达通利之功。诸药合用，切中病机，故获药到病除之效。二诊考虑产后"多虚多瘀"，损伤胞脉，瘀血败精内蓄，阻塞尿道，膀胱气化不利，从而影响小便的正常排泄，故加强当归养血活血，益母草活血利水。

案例八：陈某，女，44 岁。2017 年 12 月 7 日因"反复下腹痛 1 年余，加重 3 个月"就诊。患者子宫肌瘤术后 3 年，术后一直感乏力，近一年来性生活后或劳累后即感小腹疼痛，伴白带增多，偶外阴痒，大便次多，便溏。诊为"慢性盆腔炎"，多次抗生素治疗，仍反复发作。刻下症见：小腹疼痛，周身无力，上腹时胀，大便溏薄，纳食差，口干，舌红，苔腻，脉濡。中医诊断：妇人腹痛、虚劳。证属脾肾两虚，湿热蕴结，络脉失和。西医诊断：慢性盆腔炎。治以补益脾肾，清化湿热。

处方：生黄芪30g，炒扁豆20g，山药20g，炒白术20g，党参20g，炒白芍20g，米仁30g，败酱草20g，淡附片6g（先煎半小时），败酱草30g，红藤15g，延胡索12g，木香10g，炙甘草6g，炒鸡内金15g。共7剂，每日1剂，水煎服。

12月14日二诊：诉服药后少腹痛减轻，精神有好转，但仍有恶心、纳差，胃脘胀闷不适，大便不成形，舌红，苔白厚腻，脉濡。治拟健脾和胃，降逆止呕。处方：生黄芪30g，桂枝10g，炒白芍15g，炙甘草5g，附子6g，生麦芽30g，山茱萸10g，杜仲15g，延胡索10g，小茴香8g，川楝子6g，茯苓12g，车前子15g，炒扁豆20g，薏苡仁30g，陈皮10g，制半夏15g，炒麦芽30g，六神曲10g，炙甘草6g。共7剂，服法同前。

12月21日三诊：恶心、呕吐已止，大便已调，神疲易倦，面色欠华，口苦，舌红，苔薄黄，脉弦细。上方减六神曲，加枳壳10g，炒白术20g，继续服用14剂。后守三诊方药加减出入，调养两月余，无少腹疼痛，精神健旺，纳便均调。

按语：慢性盆腔炎常为急性盆腔炎未能彻底治疗，或患者体质较差病程迁延所致，是妇科临床常见多发疾病，表现为反复下腹疼痛、白带增多，常在劳累、性生活后加重。临床上西医对慢性盆腔炎的治疗主要使用抗生素，殊不知抗生素起到抗炎杀菌的同时，也是作为寒湿之邪侵犯人体，血遇寒则凝，寒湿之邪困阻，脾运失常则病难复。盆腔炎已使用抗生素治疗的患者，在局部症状改善的同时，舌苔却变得更为厚腻。蔡教授认为中焦脾胃损伤，运化水湿功能下降，湿聚中焦。另患者子宫肌瘤术后，机体气血受损，脾虚湿困，加之气机郁滞，湿热蕴结于大肠，气血与湿热相互搏结，肠道功能失职，脉络受损致病，故此时应以扶正健脾为主、祛邪为辅，调摄全身气血阴阳。予薏苡附子败酱汤合香砂六君汤加减。方中黄芪、党参、白术健脾益气，制附子温肾阳、纳浮阳，薏苡仁、败酱草、红藤清热燥湿止泄，炒扁豆、山药、鸡内金健脾助运，炒白芍健脾柔肝，木香行气宽肠，标本兼顾，药切病机，已见成效。二诊时患者下腹痛减轻，精神好转，大便次数略减少仍不成形，时有胃脘痛，蔡教授认为，一诊后患者仍有恶心、纳差、呕吐、便稀，以脾胃虚弱更为突出，升降失司，清气不升，浊气不降，湿浊上逆发为恶心、呕吐。"脾胃一伤，四脏皆无生气"，当以健脾和胃、降逆止呕为法，遂黄芪建中汤温中散寒，加制半夏、陈皮、茯苓和中止呕降逆，苍术、薏苡仁健脾渗湿，扁豆、麦芽健脾助运、恢复胃气，延胡索行气活血，诸药合用，使中焦重振，脾胃健运，升清降浊之机得以恢复。因此蔡教授对于慢性盆腔炎患者的治疗，强调盆腔炎伴随的脾胃虚弱等全身症状，若失于辨证，只见局部，不见整体，大量使用清热利湿之品，只见树木，导致后天之本脾胃累伤，疾病难以恢复。对于盆腔炎，采取针对中焦的治则和方药时，兼顾上焦、下焦整体的关系，采用寒热同调、升降相用、补泄兼施，故而治中焦得全局。

总之，蔡教授治疗妇科疾病，不拘泥于调补肝肾，更注重调治脾胃。通过调整脾升胃降以带动全身阴阳气血趋于平衡而达治疗目的，并将这一思想，始终贯穿于治疗妇科之经带胎产杂诸疾。

（戴春秀）

三、从中焦论治中晚期胃癌经验

胃癌是指原发于胃的上皮源性恶性肿瘤。在我国胃癌发病率居肿瘤发病率第二位，死亡率排第三位。全球每年新发胃癌病例约120万，约1/3病例来自中国，其中以中晚期胃癌居多，我国胃癌防治任务相当严峻。胃癌组织学分型主要可以分为四型：第一类型是腺癌，也是最常见的胃癌；第二类型是未分化癌；第三类型是黏液癌，也称之为印戒细胞癌；第四类型是一种特殊类型癌，包括腺鳞癌、鳞状细胞癌、类癌等。中晚期胃癌的临床特征是上腹部肿块伴压痛，锁骨上淋巴结肿大，消瘦纳差、贫血、腹水等。西医治疗方法有放疗、化疗、靶向治疗、免疫治疗等。中医治疗胃癌可以在早期胃癌术后，中晚期胃癌放、化疗期间，及完成治疗后胃癌随访期间，全程参与其中。

蔡教授结合自身50余年的临床实践，把中晚期胃癌的病因病机归为"瘀、毒、虚"三个方面，即"多因致病，因虚致癌，癌毒致病，因癌致虚，虚实夹杂"，其中外邪伏毒和七情瘀毒是胃癌发生的两大主要病因，正气虚弱是癌毒致病病理基础。机体抵抗力低下是癌变的关键，郁痰瘀毒互结是胃癌发展的核心病机，癌毒未清是胃癌术后复发的主要病机，癌毒旁窜是胃癌术后转移的关键病机。他认为脾胃犹如水池，脾胃功能失常，导致水湿痰浊、瘀血等病理产物蓄积，形成癥积。故出现贫血、黑便、消瘦、乏力、纳差、恶心呕吐及腹胀等一系列症状，瘀血阻滞，血瘀黏稠，高凝状态，容易形成血栓，出现变证。

临床上胃癌的常见证型公认的主要有脾胃气虚、肝胃不和、胃热阴伤、痰湿凝结、瘀毒内阻、脾胃虚寒、气血双亏7个证型。针对这7个证型，分别选用六君子汤、四逆散、玉女煎、平胃散合苓桂术甘汤、膈下逐瘀汤、理中汤合吴茱萸汤、八珍汤等方剂。

蔡教授认为"瘀、毒、虚"三因素在中晚期胃癌的发病中占主导地位，他逐渐摸索出健脾益气、活血消癥法治疗胃癌的独特心得，并取得显著的疗效。他创立的扶正消癥汤在胃癌治疗中高频率使用，根据正虚或邪实的不同，灵活调整扶正、祛邪药物的比例。实验室研究亦证实了扶正消癥汤能有效抑制胃癌细胞血管生成，细胞黏附分子的表达，从而抑制肿瘤生长。同时扶正消癥汤能抑制内皮细胞的增殖、迁移，抑制肿瘤血管内皮细胞生长因子（VEGF）的表达，抑制胃癌转移。蔡氏扶正消癥汤由黄芪、党参、温莪术、藤梨根、露蜂房、八月札、吴茱萸、香茶菜、壁虎、徐长卿、全蝎等药物组成，其中黄芪、人参益气扶正，香茶菜、藤梨根清热利湿，解毒消肿，温莪术、露蜂房、壁虎、全蝎能散结逐瘀消癥，莪术、八月札、徐长卿能行气止痛，共奏扶正消癥之效。

蔡教授治疗胃癌重视脾胃的气机升降，他认为脾胃位居人体中焦，为水谷气血生化之海，起着气机升降枢纽的作用。"脾胃内伤，百病由生"，脾主升清，胃主降浊，饮食不节，脾胃虚弱，复感外邪，升降失宜则痰浊内生，加之情志不舒，木乘脾土，气机阻滞，痰凝血瘀，导致痰、湿、瘀郁久化热，痰、湿、瘀、热相互搏结形成癌毒。因此蔡教授十分推崇李东垣、薛己、张景岳、李中梓、叶天士等医家的补土观点，他认为"上下交损，当治其中"，无论是胃癌表现的乏力、消瘦、贫血等全身症状，还是淋巴结肿大、下肢浮肿、腹水等局部症状，他认为都应从脾胃论治。蔡教授重视健运脾胃，恢复脾胃气机，他将这一治病思想运用到了胃癌的各阶段治疗中。

胃癌静脉化疗患者，多有恶心呕吐、胃部不适、腹胀等临床表现，舌苔多白腻，脉常为濡细脉或细滑脉。《素问》曰："饮入于胃，游溢精气，上输于脾。脾气散精，上归于肺，通调水道，下输膀胱。水精四布，五经并行，合于四时五脏阴阳，揆度以为常也。"脾胃升降正常，才能实现"清阳出上窍，浊阴出下窍；清阳发腠理，浊阴走五脏；清阳实四肢，浊阴归六腑"。蔡教授认为这类患者多脾虚，既有气虚又有气滞，而频繁恶心呕吐者，多属中阳不足，痰湿内生或饮停于胃，脾胃升降功能失常。蔡教授在健脾益气、活血消癥基础上善用吴茱萸、干姜、荜茇、姜半夏等药物温中降逆化痰，对大便溏薄者，用高良姜、吴茱萸、六神曲、补骨脂、丁香等药物温中止泻。对于低蛋白引起的腹水，中医认为病机为脾胃气虚，不能运化水湿，水饮停于腹腔，腹胀如鼓，叩之如囊裹水者，蔡教授善用大剂量生黄芪（60～120g），生白术（30～80g）补气健脾利水，佐以地骨皮、大腹皮、生姜皮、茯苓皮等五皮饮药物，每获奇效。

中晚期胃癌患者多有口服化疗药物如卡培他滨，替吉奥胶囊等，常并发手足综合征，表现为手足皮肤瘙痒，皮肤红斑，末端皮肤发暗，麻木疼痛，乃至皮肤水泡、水肿，破溃出血，给患者带来痛苦，达到三级皮损的严重患者不得不停用化疗药物，延误了治疗。蔡教授认为饮食不节，情志不舒，复感外邪，导致痰、湿、瘀郁久化热，痰、湿、瘀、热相互搏结形成癌毒，加之抗肿瘤药物本身即"毒药"，这一毒邪直接伤害四肢末节的皮肤肌肉，且在杀灭肿瘤的同时更伤害脾胃消化功能，因脾胃为气血生化之源，脾胃虚弱则四肢肌肉失去濡养，发为本病。手足综合征当从虚论治，病机为脾肾虚弱，气血乏源，气不行血运津，瘀毒凝滞筋脉，导致筋脉失养，不荣则痛；脾肾两虚为本，瘀毒凝滞为标。组方选用益气活血、凉血解毒通络之品。蔡教授曾成功治愈多例患者，总结临床经验如下：临床表现为手指、足趾红肿、瘙痒、溃烂，甚至伴有黄液流出，手指不能弯曲，兼纳呆食少，肢体困重，大便黏腻不爽，舌淡红，苔黄腻，脉滑数，常选用四妙散加减，清热燥湿，辅以健脾。手指麻木、冷痛，疼痛难以忍受，手指弯曲困难，兼口不渴，恶寒，肢体疼痛不温，舌淡，苔白，脉沉细，常选用当归四逆汤加减，温经散寒，活血养血。他治疗手足综合征的常用方组成有金银花、老鹳草、苍术、黄柏、丹参、赤芍、生地黄、丹皮、苦参等药物。用中药汤液熏蒸，每日泡洗30分钟，1周为1疗程，配合营养支持，局部换药，多在1～2周内达到较好的效果。

阿帕替尼作为治疗胃腺癌有效的靶向药物，患者长期服用，常有高血压、血小板减少、蛋白尿、肌酐升高等副反应。蔡教授对蛋白尿、高血压的副反应有独到的认识，他综合患者的全身情况，认为靶向药物作为攻邪之品，容易引起正气虚，脾肾不足，不能敛精，精微不固，故有蛋白尿，肾不藏精，肝血亏虚，肝阳上亢，肝风内动故血压升高。蔡教授据"肾虚浊滞"之病机而立补肾化浊之治法。自拟芪仲萸益牡樱汤，黄芪充其气，山萸肉宜其阴，合以杜仲补肾益元。山萸肉酸温不热，平补阴阳，杜仲甘温不燥，侧重温补，佐以益母草利尿消肿，清热解毒，白花蛇舌草清热解毒以泄浊，祛其污浊者，除其尿中之白细胞，清其血中之肌酐、尿素氮也。牡蛎、金樱子敛阴液，缩水泉，助芪、萸之肾摄精。补肾摄精者，增其血中之白蛋白，消其尿中之蛋白也。其方重于补虚，然补而不嫌滋腻；兼以泄浊，然泄而不虞伤正。故临证选用，效如应桴。

《医宗必读·积聚》曰"初者，病邪初起，正气尚强，邪气尚浅，则任受攻；中者，受病渐久，邪气较深，正气较弱，任受且攻且补；末者，病魔经久，邪气侵凌，正气消残，则任受补"，提出积聚的治疗需要分初、中、末三期，同时主张根据人体正邪的强弱而采取相应的治疗方法，以便明确攻补关系，辨证施治。临床确诊胃癌的病例多数为中晚期，失去了手术机会。有些患者甚至出现纳谷不馨，消瘦乏力，低蛋白水肿，下肢静脉血栓才就诊，胃镜一查确诊胃癌，发现时即为晚期正虚邪盛，很快出现出血或血栓形成，弥漫性血管内凝血障碍，最终导致死亡。对这类患者，他在运用扶正消癥汤的时候，重视扶正为本，祛邪为辅，以异功散为基础方健脾益气，加入吴茱萸、干姜、砂仁、草豆蔻温中化气，佐以壁虎、蜈蚣等搜络攻邪药物及露蜂房、牡蛎散结逐瘀之品，预知子、徐长卿调理脾胃气机，薏苡仁、灵芝扶正抗癌。蔡教授认为"瘀、毒、虚"能充分概括这个阶段的病机。患者有贫血等全身症状，又有胃痛，低蛋白浮肿，便血、下肢血栓等症状，有实有虚，不能单纯补气止血，以防加重瘀血，亦不能大量活血祛瘀，以防加重出血。中医认为，肿瘤的高血凝状态与血脉瘀滞、瘀血内结有密切关系，西医学研究亦证实，消化道肿瘤普遍存在高血凝状态，血瘀证是其重要证型。活血化瘀类中药具有较好的抗凝血、改善血液循环、促进血栓溶解作用。蔡教授从"上下交损，当治其中"出发，以斡旋脾胃气机为治疗关键，从而改善瘀血痰浊水湿的内环境，延长患者生命。

蔡教授熟读《伤寒杂病论》，重视脉证合一，善于通过望舌切脉，探测病因病机病位，判断病势预后，指导临床用药。他在诊察三阳病及六腑疾病中，重点观察舌苔的变化，而在三阴病及五脏病变中，则特别注意舌质的动态变化。病在三阳、六腑者，多属外邪所侵，其病在表，正气来衰，以实证热证居多，由于邪正相争，每易搏聚而成苔，病在三阴，五脏者，每属内因为病，其病在里，脏真受损，故寒证虚证为多，易导致舌质的变异，而且常见舌光少苔。蔡教授在临床实践中已洞悉到"舌""苔"的变化，它和内在病变有着密切关系，并通过观察"舌""苔"正常与否，以推测胃癌患者脏腑盛衰，邪正虚实，病势进退，津液存亡，给辨证论治提供依据。如"舌上如苔"，即舌上见白滑润泽的苔，参合胸满，渴欲饮水而不能饮，以此推断其性为寒，其病位在上，即是上焦有寒的证据。如见"积粉苔"为中焦湿热的表现，如见光剥苔多为胃阴不足，如见白浊苔，暗红舌，舌边瘀点瘀斑，或舌下络脉迂曲多为痰瘀内阻。如见舌光红，少津，舌痿软短小，多预后不良。蔡教授对于复杂的病证，善于凭舌脉辨证，但绝不是以执舌、苔以应万变，他认为舌受影响的因素较多，如饮食染苔，利尿剂或其他药物的使用会导致舌质舌色的变化，因此有时碰到舌脉不符，常常舍证从脉，或脉证同参，细心辨析，进行对比鉴别，以资做出诊断。

案例一：患者林某，男，55岁。2020年8月15日初诊。主诉：胃癌术后1年，腹部隐痛1个月。患者平素性情急躁易怒，嗜酒及辛辣之品，胃部有反复出血史，行胃镜及病理活体检查结果显示低分化腺癌。行胃大部切除术，术后行XELOX方案6个周期化疗。2020年8月13日CT提示胃癌术后改变，腹腔淋巴结肿大。刻诊症见：患者神清，面色少华，周身乏力，纳少，恶心，腹部隐痛，大便溏结不调，睡眠尚可，小便频，舌淡暗，舌下络脉迂曲，苔黄腻，脉细弦。诊断：癥积，辨为脾胃虚弱，气虚湿热瘀阻。予补气健脾，活血消癥之法。方用蔡氏扶正消癥汤加减。处方：姜厚朴10g，制吴茱萸5g，徐长卿10g，炙甘草8g，炒薏苡仁30g，预知子12g，白毛藤15g，炒白术20g，莪术15g，木香10g，炒蜂房10g，壁虎4条，黄连5g，炒苍术10g，姜半夏10g，全蝎5g，灵芝30g，党参30g，生黄芪30g，茯苓15g，干姜10g，草豆蔻6g，藤梨根30g。14剂，每日1剂，水煎分早晚两次温服。

9月2日二诊：患者神清，精神可，面色有光泽，乏力缓解，稍有腹部隐痛，食欲较前稍增加，大便成形，小便清，舌淡红，白苔变薄，脉细濡，故以初诊方加当归10g，去白毛藤，黄连减至4g，加砂仁6g。7剂。

9月12日三诊：患者精神状态明显好转，乏力感消失，面色有华，饮食、睡眠可，大便正常。效不更方，继续以本法调治，服用中药至 2020 年 12 月，饮食、睡眠可，未诉不适。

按语： 本患脾气素虚，气虚运行失畅，又兼湿热内蕴，湿阻气机，是以腹部隐痛，纳少，恶心，乏力，大便溏。治宜益气健脾，活血消癥，兼顾清化湿热。蔡教授用药以重视安中焦见长。他常说：遣方用药，务要重视气机升降，出入正常，则生化正常，意在维护脾胃机能。胃脘疼痛，胃腑本有损伤，纵有湿食瘀浊，不堪重剂再创。否则，胃气愈益衰惫，邪气亦难祛除。同时，他还强调守方的重要性，证型辨析既定，主方无须变更，如是，则可提高临床疗效。初诊有用半夏泻心汤辛开苦降之意，二诊湿热已去大半，此时可进一步加大扶正力度，施以补气养血之法善后。故予去白毛藤，黄连减量，加当归益气生血，砂仁助温中理气化湿。

案例二： 陈某，男，71 岁，2020 年 4 月 11 日初诊。主诉：胃恶性肿瘤术后 1 个月。术后病理：胃窦中分化部分黏液腺癌，累及浆膜层，淋巴结 2/20。XELOX 方案化疗 1 次。刻下症见：进食半流，胃纳一般，进食后有胃脘饱胀，乏力，腰酸，足跟痛，不寐，舌淡暗，苔白，脉细，迟脉弱。诊断：癥积。辨证：脾肾两虚型。予健脾补肾，活血消癥之法。方用蔡氏扶正消癥汤加减。处方：制吴茱萸 5g，干姜 10g，木香 10g，砂仁 6g，麸炒白术 10g，炙甘草 6g，莪术 10g，炒蜂房 10g，香茶菜 30g，壁虎 2 条，黄芪 30g，六神曲 12g，麸炒枳壳 30g，当归 15g，南方红豆杉 1 包，红景天 30g，茯苓 30g，太子参 30g，熟地黄 20g，制黄精 30g，盐杜仲 20g，续断 20g，柴胡 10g，烫水蛭 5g，覆盆子 30g。14 剂。每日 1 剂，水煎分早晚两次温服。

4月26日二诊：患者诉腰酸，足跟痛减轻，胃纳增，乏力减轻，睡眠时间短，舌淡，苔白，脉细。上方去续断、柴胡，加合欢皮20g，夜交藤30g。14剂。

5月13日三诊：患者乏力减轻，睡眠改善，守方继服两个月。

按语：患者脾肾两虚，蔡教授从脾肾同治出发，安先后天之本，补肾填精，恢复先天之本，精血同源，精血化生有源，肝能藏血，则夜间安眠，筋骨强壮。培补后本之本，则气血充盛，泉源不竭。方中配伍壁虎、水蛭祛瘀通络散结，炒蜂房、红豆杉、莪术能抗癌，抑制肿瘤生长。

（方媚媚）

四、从中焦论治食管癌经验

食管癌是发生在食管上皮组织的恶性肿瘤，具有发病率和病死率高的特点，中国是世界上食管癌高发地区之一，每年约有25万新诊断的食管癌病例，占全世界食管癌病例数的一半。大多数的食管癌患者在发现时已处于晚期，失去了手术切除的最佳时机，而只能选择放化疗。精准放疗技术的开展，给食管癌患者带来福音，可是也有一部分特别是老年患者不能耐受放疗，放疗后出现血三系下降，继发感染等，需要以中医药扶正祛邪，帮助恢复人体的胃气。化疗也是治疗食管癌的有效手段。但是化疗后患者可能出现不同程度的骨髓抑制，如白细胞减少、血小板减少等，引起消化道恶心呕吐等副反应，患者水谷不入，造成电解质紊乱，严重影响患者预后。

食管癌在中医学属于"噎膈"的范畴。食管癌主要是由于饮食内伤、脏腑功能失调以及情志内伤，共同作用，形成气滞、痰阻及血瘀，阻滞食管，造成食管狭窄，阻隔胃气，气机失畅及胃失和降，并最终形成"噎膈"。《济生方·呕吐翻胃噎膈门》曰："五膈者，忧、恚、寒、热、气也；五噎者，忧、思、劳、食、气也。其为病也，令人胸膈痞闷，呕逆噎塞，妨碍饮食，胸痛彻背，或胁下支满，或心忡喜忘，咽气不舒。治疗之法，调顺阴阳，化痰下气，阴阳平匀，气顺痰下，膈噎之疾，无由作矣。"

蔡教授根据 50 余年临床实践经验提出癌毒是食管癌发生发展的关键。饮食辛辣，或酒热之品或毒物入口，热毒炽盛损伤食管气津，热炼液为痰，形成肿物，亦即燚，或癌毒。蔡教授用癌毒理论，在食管癌临床诊治中取得较好的疗效。热毒偏盛者，选用石见穿、紫花地丁、半枝莲、龙葵、山豆根、白花蛇舌草、山慈菇、重楼治疗；痰毒偏盛者，选用半夏、天南星、僵蚕、牡蛎、浙贝母治疗。在癌毒的基础上伴气阴两伤、脾虚胃弱、痰瘀交阻以及肝胃不和、湿热蕴结等情况者，临床辨证用药。

蔡教授治疗食管癌提倡中医辨证与西医辨病相结合。对食管癌放疗的患者，蔡教授重视顾护脾胃的气阴。放疗后热灼津伤的患者，多有胸骨后灼热疼痛，吞咽疼痛，咽痛，口干，痰多黏，咳嗽等症状，他认为存在热伤阴虚津亏痰凝，常用南沙参、北沙参、玉竹、麦冬、玄参、石斛等益胃降气、养阴生津，威灵仙通络除梗，水蛭、蟾皮散结逐瘀消癥，丹参饮降气活血，温中化湿，郁金、浙贝母、瓜蒌皮、厚朴理气化痰。特别对于放疗后咽痛明显，吞咽疼痛，饮水困难者，他提倡患者服用康复新液及少量频服五倍子、白及免煎剂，促进消化道黏膜修复。对化疗后恶心呕吐的患者，蔡教授认为中阳不足，脾失健运，胃失和降是其病机关键。因此常用理中汤温复中阳，燮理中焦，恢复脾胃的气机升降功能。他认为理中汤组成的药物干姜一味不足以复振中阳，常常配伍吴茱萸、荜茇、高良姜、小茴香、砂仁、丁香等药物，温中同时不忘理气降气，郁金、槟榔、厚朴、姜半夏、枳实、预知子、旋覆花等均是高频率使用药物。组方中加入炒麦芽、谷芽、鸡内金、六神曲等药物有助恢复脾胃的运化功能。即存得一分胃气，便有一分生机。这些用药经验均体现了蔡教授治脾胃安五脏的治病思想。

蔡教授治疗食管癌善用干蟾皮、莪术对药，研究证实从干蟾皮提取的华蟾素有抗癌作用，广泛用于肝癌、食管癌、胃癌等作辅助治疗，莪术油也有抗癌作用，二者配伍行气破瘀消癥。蔡教授治疗食管癌瘀阻胸痛症状，善用丹参、降香药对。蔡教授早年有用紫硇砂、红参、壁虎、礞石、山慈菇、冰片等做成粉剂，蜜汁调服治疗晚期重症食管癌患者，患者长期服用有呕吐痰涎，甚至呕吐肿物，呕吐后吞咽梗阻感明显减轻。因为紫硇砂药物有腐蚀性，需要注意消化道出血情况。现在晚期食管癌治疗除了放化疗治疗外，无法进食的患者还能通过胃肠造瘘，给予肠内营养，大大延长了生存期。

案例一：患者叶某，男，渔民，72 岁，2015 年 9 月 11 日来我科就诊。进行性吞咽梗阻半年余。曾在浙江省肿瘤医院行胃镜检查（2015.8.28），诊断为食管癌。CT 提示中下段食管壁增厚，纵隔淋巴结肿大。近来患者每日只能缓慢进食流质，喉间堵闷，胃部胀满，泛酸嗳气，口中痰涎多，背痛，精神倦怠，舌苔厚腻，脉细。医院建议手术治疗，患者不愿手术，故延中医治疗。辨证分析为痰气交结，气血运行受阻，久则气滞血瘀痰结，阻滞食管胸膈，遂成噎膈之证，拟化痰解郁，调理气血为治。拟启膈散加减：桃仁 10g，杏仁 10g，牛蒡子 6g，法半夏 15g，壁虎 4 条，干蟾皮 6g，厚朴 10g，莪术 15g，桔梗 10g，薤白头 10g，丹参 15g，莱菔子 15g，代赭石 15g，旋覆花 10g，全瓜蒌 20g，茜草根 10g，陈皮 10g。14 剂。

2015 年 9 月 26 日二诊：服 14 剂，噎减轻，泛酸，嗳气及背痛稍减轻，已能食馒头及挂面等物，但食后不易消化。加入山慈菇 10g，绿萼梅 6g，怀牛膝 10g。继服 14 剂。

2015 年 10 月 18 日三诊：3 周后患者复诊，云第二次方又服 7 剂，现在每顿饭可吃一个馒头一碗面条，咽下慢，饮食在入胃时感到滞涩，不易消化，有时吐白沫，背仍常痛，精神觉比前强些。二诊方去绿萼梅、桔梗，加入肿节风 15g，改郁金 15g，水蛭 10g。14 剂。

按语：食管癌如能早期诊断，可以手术治疗，或放疗、化疗，若晚期则常见转移，难于痊愈。蔡教授对食管癌患者，每用茜草、牛膝、旋覆花、代赭石、壁虎、水蛭、蟾皮、莪术等药物，对咽下困难可得缓解，能得进食可维持生命，改善胸骨后疼痛、背痛、痰涎多等症状，延长生存期。

案例二：泰顺农民杨某，男，73 岁。2008 年 7 月 2 日就诊。既往患胃溃疡 12 年，近 1 年加重，朝食暮吐，呕涎沫。住院查食管造影：食管下端及幽门钡剂通过受阻。在省人民医院胃镜检查，见食管下段黏膜隆起，检查因贲门强烈痉挛而告失败。食管活检病理：送检"食管"被覆鳞状上皮伴不典型增生。刻下症见：每日可进食 2～3 两，食入即吐，或一两小时后吐出，时呕涎沫，频频打嗝。大便干结如羊屎。胃脘绞痛或绕脐作痛，呻吟不绝。眼眶塌陷，一身大肉尽脱。脐下悸动，如有寒气从关元穴处上攻胸际而晕厥，日发作 1～2 次，多在午后或半夜。面色黧黑，舌淡胖多齿痕，脉迟细微。畏寒明显，虽在夏季，不离棉衣。考虑患者年逾古稀，积劳成损，已成噎膈重证。朝食暮吐，责之无火；当脐上悸动，畏寒，不离棉衣，为元气欲脱；冲气上攻，皆先天肾气不固之象。但既病逾年，治疗无效，脉虽迟细，未致散乱，可见生机未绝。遂拟温肾阳，助元气，镇冲逆，降胃气为治。代赭石 15g、姜半夏 20g、鲜生姜 30g、肉苁蓉 30g、黑芝麻 30g、煅紫石英 30g、山药 30g、吴茱萸 10g、附子 10g、沉香 6g（后下）、砂仁 6g（后下）、茯苓 20g、川牛膝、泽泻、炙草各 10g、茜草 10g、大枣 25 枚。水煎浓汁，红参另炖，汁兑入。小量多次缓缓呷服，待吐止，1 剂分 3 次服，2 剂。

7 月 4 日二诊：上方服 1 剂后，当日呕止，进食不吐。服第 2 剂后，于次日下午便下干结如羊粪球之大便 20 余粒。今早大便 1 次，黄软。其下焦寒积，时时攻冲之势，亦减十之八九，腹痛亦止，原方去代赭石、姜半夏，10 剂。

7 月 21 日三诊：患者能正常进食软食，无呕吐，无腹痛，正常下地干活。嘱其取鹿角胶 50g，紫河车 100g，三七、红参、鱼鳔、海螵蛸各 50g，制粉，日服 2 次，每次 3g，温水送下，以血肉有情之品温养之。此后患者复查胃镜贲门癌，手术治疗，恢复较好。

按语：《景岳全书·噎膈》曰："凡治噎膈大法，当以脾肾为主。盖脾主运化，而脾之大络布于胸膈；肾主津液，而肾之气化主乎二阴。故上焦之噎膈，其责在脾；下焦之闭结，其责在肾。治脾者宜从温养，治肾者宜从滋润，舍此二法，他无快捷方式矣。"本案治疗关键在于初诊重用姜半夏、鲜生姜、代赭石重镇降逆，使药力直达病所，从而解除顽固性食管、幽门痉挛。西医之"痉挛"与中医之"诸寒收引"同理。吴茱萸其性辛热燥烈，直入阳明、厥阴血分，能破沉寒痼冷，解除一切痉挛，本方温命火，助元阳，加紫石英之善治奇经，温肾镇冲，得以奏功。

（方媚媚）

五、从中焦论治眩晕病经验

　　蔡教授通过多年临床经验总结，对眩晕的发生和病机有独特的见解，并提出治法"上下交损，当治其中"，治疗眩晕病当从中焦脾胃入手。

　　眩晕是由于风、火、痰、虚、瘀引起清窍失养，临床以头晕、眼花为主症的一类病证。眩是眼花，晕是头晕，二者常同时并见，故统称为"眩晕"。轻者闭目即止，重者如坐车船，旋转不定，不能站立，或伴有恶心、呕吐、汗出，甚则昏倒等症状。

　　本病的发生原因，历代医著颇多论述。《灵枢·口问》曰"上气不足"，《灵枢·海论》曰"髓海不足"。《景岳全书·眩运》认为眩运一证，虚者居其八九，而兼火、兼痰者不过十中一二耳，曰"无虚不作眩"，以正虚为病因。《素问·至真要大论》曰"诸风掉眩，皆属于肝"，《素问玄机原病式·五运主病》曰风火皆属阳，多为兼化，阳主浮动，两动相搏，则为之旋转，《丹溪心法·头眩》则认为"无痰不作眩"，以风、火、痰为病因，认为眩晕多为实证。

（一）近现代医家对眩晕病因病机的认识

本病有虚有实，虚者多与年老、久病、劳倦有关，多责之肾、脾之虚，如气血亏虚、肾精亏虚、阳虚水泛等；实者，多与情志不遂、饮食不节、外伤等有关，可见于痰浊、肝风、瘀血等上扰，困阻清窍为患。

1. 痰浊中阻

饮食不节，或劳倦、思虑过度，损伤脾胃，致脾失健运，不能运化水湿，内生痰饮。痰浊阻遏中焦，则气机升降不利，清阳不升，浊阴不降，清窍为之蒙蔽，发为眩晕。

2. 肝风内动

情志不遂，致肝气郁结，气郁化火生风，风火上扰清窍，则生眩晕；若素体阴虚，水不涵木，则肝阳上亢而生风，扰乱清窍，亦可导致眩晕。

3. 阳虚水泛

素体阳虚，或久病及肾，肾阳衰微，阳虚则生内寒，不能温化水湿，寒水内停，上泛清窍，发为眩晕。

4. 肾精亏损

先天禀赋不足，或后天失养，年老体弱，房劳过度，耗伤肾精，则肾精亏损，髓海空虚，不能濡养清窍，而发为眩晕。

5. 气血亏虚

年老或久病后，气血亏耗，加之脾气虚弱，运化失常，则气血生化之源不足，且升降失常，清阳不升，以致清窍失养而发为眩晕。

总之，临床病证较复杂，病因不离风、火、痰、虚、瘀，病机多虚实夹杂。

（二）西医学的诊治共识

目前认为，眩晕／头晕的诊治涉及多个学科，包括神经内科、耳鼻喉科、骨科、精神心理科、眼科、儿科和内科等，从单一学科的视角看眩晕／头晕具有局限性，多学科合作是必然趋势。头晕（dizziness）和眩晕（vertigo）是常见临床症状，患病率随年龄的增长而增加，是老年人群就诊的前 3 位主要原因。然而，头晕和眩晕却不像脑卒中一样是一种独立性疾病，而是多种疾病的表现，多种疾病均可引起头晕和眩晕症状。约 12% 的头晕和眩晕患者有多种病因，不同病因导致其治疗与预后截然不同。综上可见眩晕综合征在临床上的特殊复杂性。2009 年前庭症状国际分类的工作完成并颁布，将平衡系统（视觉、本体感觉、前庭系统）功能障碍出现的复杂症状分为眩晕（vertigo）、头晕（dizziness）、前庭 – 视觉症状（vestibule-visual symptoms）和姿势性症状（postural symptoms）4 类并给出每个症状的明确定义。国内外研究发现，以神经内科为主的眩晕中心所涉及疾病谱不仅有中枢性前庭疾病，占更大比例的是外周性前庭疾病。目前认为眩晕／头晕的常见外周性前庭疾病有：良性发作性位置性眩晕、梅尼埃病、前庭神经炎、前庭性偏头痛、伴眩晕的突发性聋。另外，颈性头晕是头晕分类（脑源性、血管性、耳源性、颈源性、心源性、医源性、精神性）中的一部分，在眩晕／头晕诊疗中不应忽略颈性因素。颈性因素包括颈椎（骨性结构）和颈部相关软组织（关节囊、韧带、神经、血管、肌肉）的结构和功能改变，因此，目前共识把颈性头晕理解为和颈部有关的单发头晕症状或伴随头晕症状。

常见头晕/眩晕疾病的检查方法：体位诱发试验如Dix-Hallpike试验和Roll试验等，可用于良性发作性位置性眩晕的诊断；甩头试验适用于诊断前庭神经炎；不典型位置性眼震可用于诊断前庭性偏头痛；对于急性前庭综合征（AVS），行甩头-眼震-偏斜视（HINTS）检查，对前庭神经炎与后循环缺血性卒中进行鉴别诊断，其价值优于MRI。

另外，需要针对性地进行常规辅助检查。纯音测听检查用于梅尼埃病的诊断，头部扩散加权成像（DWI）用于诊断后循环缺血性卒中，结构性影像学检查用于前庭中枢性病变的诊断，冷热试验和视频头脉冲试验（vHIT）用于半规管功能的评价，前庭诱发肌源性电位（VEMP）用于球囊和卵圆囊及其通路功能的评价。

下述5项临床要点，可以诊断大部分常见头晕、眩晕或失衡：①发作性位置性眩晕，包括良性发作性位置性眩晕、前庭性偏头痛、少数是中枢性发作性位置性眩晕（CPPV）；②自发性复发性头晕/眩晕，包括前庭性偏头痛和梅尼埃病；③持续性旋转性眩晕，包括前庭神经炎、脑卒中、中枢神经系统肿瘤、中枢神经系统脱髓鞘病变；④频繁的头晕和（或）失衡，包括前庭发作和惊恐焦虑。⑤无其他神经系统症状失衡，包括持续性姿势性感知性头晕、双侧前庭病（BVP）等。

（三）蔡教授对眩晕病机的见解

1. 眩晕的病变部位在清窍

《素问·阴阳应象大论》曰：清阳出上窍，浊阴出下窍；清阳发腠理，浊阴走五脏。《四气调神大论》曰：天气清净，光明者也，藏德不止，故不下也。天明则日月不明，邪害空窍。指出清窍由阳气所充养，病则病邪阻害空窍，阳气不通，天气昏蒙，指出清窍失养和清窍不空两大病理特点。

2. 眩晕的病机关键在脾胃中焦

（1）脾虚为眩晕之根本病因

《素问·阴阳应象大论》曰：六经为川，肠胃为海，九窍为水注之气。《五脏之气交变论》曰：此明耳、目、口、鼻为清气所奉于天，而心劳胃损则受邪也。《经脉别论》曰：食气入胃，散精于肝，淫气于筋。食气入胃，浊气归心，淫精于脉。脉气流经，经气归于肺，肺朝百脉，输精于皮毛……饮入于胃，游溢精气，上输于脾，脾气散精，上归于肺，通调水道，下输膀胱，水精四布，五经并行。《玉机真脏论》曰：脾脉者土也，孤脏，以灌四傍者也。太过则令人四支不举，其不及则令人九窍不通，名曰重强。《通评虚实论》曰：头痛耳鸣，九窍不利，肠胃之所生也。以上论断指出九窍即上窍、清窍，由脾所散的中焦之精气所充养，若脾虚，则九窍闭塞，发作昏蒙之证。李东垣认为，虽言脾虚，亦胃之不足所致耳。李东垣在《脾胃论》中指出：（胃气下溜五脏气皆乱期为病互相出见论）乱于头，则为厥逆，头重眩仆。又言：脾受胃禀，乃能熏蒸腐熟五谷者也。胃者，十二经之源，水谷之海也，平则万化安，病则万化危。五脏之气，上通九窍。五脏禀受气于六腑，六腑受气于胃。脾不受胃之禀命，致五脏所主九窍，不能上通天气，皆闭塞不利也，故以五脏言之。脾全借胃土平和，则有所受而生荣，周身四脏皆旺，十二神守职，皮毛固密，筋骨柔和，九窍通利，外邪不能侮也。李东垣指出脾虚不能散精，或胃虚无以受纳，都能导致五脏所通之九窍闭塞，清窍不利，发作眩晕，脾胃和，则清窍通利，则眩晕自止。由此可以，中焦脾虚是眩晕之根本原因。

（2）脾虚兼证

①脾虚——痰浊：脾虚则痰湿内生，浊气上泛，清阳不升，则发眩晕。患者多伴有神疲乏力，大便溏，舌淡而胖，劳累可诱发眩晕。

②脾虚——肝郁：脾虚主运化能力减弱，气血生成不足，则导致肝失藏血，失于濡养，肝气郁滞，患者眩晕发作时多有情志不遂，情绪波动较大，脉多关弦，舌左大，肝郁久化热，可兼见口苦、口干，舌边尖红。

③脾虚——心肾不交：脾胃斡旋中焦，脾虚无以升清，胃气失和无以降浊，则气机逆乱，心火不能下潜水火之宅，肾水不能上引灌溉心营。临床这类患者多见，上盛下虚，失眠、多梦，头重脚轻，甚至脚踩棉花感，舌尖苔白。

④脾虚——瘀血：脾主统血，气为血之帅，脾气久虚，则必使气血失和，气不摄血，血溢离经而成瘀血，瘀血阻于清窍则眩晕时作，这类患者见劳累伴发外伤病史，面唇偏暗，舌暗瘀而胖大，反复发作，时轻时重。

（四）蔡教授对眩晕治法要点

1. 健脾以化痰湿、清瘀血

痰湿、瘀血阻于清窍，是眩晕的主要病因之一，脾主运化，脾主统血，中气实则气血通畅，痰浊自散，故蔡教授以健化脾胃为基础治法，以执简驭繁之法达治病求本之功。

2. 清肝需重视扶正脾胃

肝胆脾胃同居中位，相乘相克，脾胃升降顺，则肝胆气机顺畅，脾胃正，则肝胆之风气不易太过，所以扶正脾胃气机为清肝平肝之基石，治法上当肝脾同调，以脾胃为基。

3. 清上温下，从脾胃升降入手

李东垣在《脾胃论·胃虚脏腑经络皆无所受气而俱病论》中论上热下寒病机的治法曰："当先于阴分补其阳气升腾，行其阳道而走空窍，次加寒水之药降其阴火，黄柏、黄连之类是也。先补其阳，后泻其阴，脾胃俱旺而复于中焦之本位，则阴阳气平矣。"对于心肾之交之眩晕，多从补脾肾之阳，泻心胃之热，达到脾胃寒热并调，中焦寒热平调，则上下气机周流复常。

4. 补肾须先健胃

眩晕证久病多肾精不足，脑髓空虚，但患者多兼脾胃运化能力弱。脾胃为气血生化之源，肾精、脑髓生成不离后天精微的充养，故健脾消食导滞之焦三仙等实为助气血生成，亦有助补先天之功。

（五）蔡教授治疗眩晕常用方剂举例

1. 半夏白术天麻汤（《医学心悟》）

【组成】半夏一钱五分（9g），天麻、茯苓、橘红各一钱（各 6g），白术三钱（18g），甘草五分（3g）。

【用法】生姜一片，大枣二枚，水煎服（现代用法：加生姜 1 片，大枣 2 枚，水煎服）。

【功用】化痰息风，健脾祛湿。

【主治】风痰上扰证。眩晕，头痛，胸膈痞闷，恶心呕吐，舌苔白腻，脉弦滑。

【证治机理】本证多因脾虚生湿，湿聚成痰，引动肝风，肝风夹湿痰上扰清窍所致。肝风内动，风痰上扰清空，故见眩晕、头痛；湿痰内阻，胃气上逆，故见恶心呕吐；痰阻气滞，故胸膈痞闷；舌苔白腻，脉弦滑，皆为风痰上扰之征。治宜化痰息风，健脾祛湿。

【方解】本方乃二陈汤去乌梅，加天麻、白术、大枣而成。方中半夏辛温而燥，燥湿化痰，降逆止呕；天麻甘平而润，入肝经，善于平肝息风而止眩晕。二者配伍，长于化痰息风，"头旋眼花，非天麻、半夏不除"，共为君药。白术健脾燥湿；茯苓健脾渗湿，以治生痰之本，与半夏、天麻配伍，加强化痰息风之效，共为臣药。橘红理气化痰，使气顺痰消，为佐药。使以甘草调药和中，煎加姜、枣以调和脾胃。诸药合用，共奏化痰息风、健脾祛湿之效。

【配伍特点】"二陈"治痰之法伍息风之品，肝脾同调而成治风痰之剂。

2. 五苓散（《伤寒论》）

【组成】猪苓（去皮）十八铢（9g），泽泻一两六铢（15g），白术十八铢（9g），茯苓十八铢（9g），桂枝（去皮）半两（6g）。

【用法】上五味，捣为散，以白饮和，服方寸匕，日三服，多饮暖水，汗出愈，如法将息（现代用法：散剂，每服6～10g，多饮热水，取微汗；亦可作汤剂，水煎服，温服取微汗）。

【功用】利水渗湿，温阳化气。

【主治】

（1）蓄水证。小便不利，头痛微热，烦渴欲饮，甚则水入即吐，舌苔白，脉浮。

（2）痰饮。脐下动悸，吐涎沫而头眩，或短气而咳者。

（3）水湿内停证。水肿，泄泻，小便不利，以及霍乱吐泻等。

【证治机理】本方原治伤寒太阳病之"蓄水证"，后世用于多种水湿内停证候。所谓"蓄水证"，即太阳表邪不解，循经传腑，以致膀胱气化不利，而成太阳经腑同病之证。表邪未解，故头痛微热，脉浮；膀胱气化失司，故小便不利；水蓄下焦，津液不得上承于口，故渴欲饮水；饮入之水不得输布而上逆，故水入即吐，又称"水逆证"。若因脏腑功能失调，水湿内盛，泛溢肌肤，则为水肿；下注大肠，则为泄泻；水湿稽留，升降失常，清浊相干，则霍乱吐泻；水停下焦，水气内动，则脐下动悸；水饮上犯，阻遏清阳，则吐涎沫而头眩；水饮凌肺，肺气不利，则短气而咳。诸症之候虽然各异，但皆属膀胱气化不利、水湿内停而以湿盛为主。法当利水渗湿，兼以温阳化气。

【方解】方中重用泽泻为君，利水渗湿。臣以茯苓、猪苓助君药利水渗湿。佐以白术补气健脾以运化水湿，合茯苓既可彰健脾制水之效，又可奏输津四布之功。《素问·灵兰秘典论》谓："膀胱者，州都之官，津液藏焉，气化则能出矣。"膀胱之气化有赖于阳气之蒸腾，故又佐以桂枝温阳化气以助利水，且可辛温发散以祛表邪，一药而表里兼治。诸药相伍，共奏淡渗利湿，健脾助运，温阳化气，解表散邪之功。由于方中桂枝并非专为解表而设，故"蓄水证"得之，有利水而解表之功；痰饮病得之，有温阳平冲降逆之功；水湿内盛而无表证者得之，则可收化气利水之效。

【配伍特点】主入下焦而兼运中州，渗利之中寓化气之法。

3. 益气聪明汤（《东垣试效方》）

【组成】黄芪、人参、炙甘草各15g，芍药、黄柏（酒制，锉，炒黄）各3g，升麻、葛根各9g，蔓荆子4.5g。

【用法】水煎服。

【功用】令目广大，久服无内外障、耳鸣耳聋之患。又令精神过倍，元气自益，身轻体健，耳目聪明。

【主治】中气不足，清阳不升，风热上扰，头痛目眩，或耳鸣耳聋，或目生障翳，视物不清，苔薄质淡，脉濡细。

【证治机理】饮食不节，劳役形体，脾胃不足，中气不足，风热乘虚上扰清窍，清窍不利，故头痛目眩，加之肝肾下源不足，无以滋养耳目，故耳鸣耳聋，视物不清，舌薄质淡为中气不足之象，脉濡细提示肝肾阴血不足。治益气升阳，滋阴补肾。

【方解】本方中气不足，清阳不升为其主证。并兼心火亢盛之证。"益气"者，指本方有补益中气作用；"聪明"者，为视听灵敏，聪颖智慧之意，本方黄芪、人参、炙甘草补中益气；升麻、葛根升发清阳；蔓荆子清利头目；芍药平肝敛阴、黄柏清热泻火。服之可使中气得到补益，从而清阳上升，肝肾受益、耳聋目障诸症获愈，令人耳聪目明。因之名为"益气聪明汤"。

【配伍特点】补中益气通清窍，平肝滋肾益耳目。

4. 真武汤 (《伤寒论》)

【组成】茯苓三两（9g），芍药三两（9g），白术二两（6g），生姜切三两（9g）附子（炮，去皮，破八片，）一枚（9g）。

【用法】上五味，以水八升，煮取三升，去滓，温服七合，日三服（现代用法：水煎服）。

【功用】温阳利水。

【主治】

（1）阳虚水泛证。小便不利，四肢沉重疼痛，浮肿，腰以下为甚，畏寒肢冷，腹痛，下利，或咳，或呕，舌淡胖，苔白滑，脉沉细。

（2）太阳病发汗太过，阳虚水泛证。汗出不解，其人仍发热，心下悸，头眩，身动，振振欲擗地。

【证治机理】本方治疗脾肾阳虚，水湿泛滥证；亦可治疗太阳病发汗太过，阳虚水泛证。脾阳虚则水湿难运，肾阳虚则气化不行，脾肾阳虚则水湿泛溢。肾阳虚衰，气化失常，水气内停则小便不利；水湿内停，溢于肌肤，则四肢沉重疼痛，甚则浮肿；湿浊内生，流走肠间，则腹痛下利；上逆肺胃，则或咳或呕。若太阳病发汗太过，既过伤其阳，阴不敛阳而浮越，则见仍发热；又伤津耗液，津枯液少，阳气大虚，筋脉失养，则身体筋肉瞤动、振振欲擗地；阳虚水泛，上凌于心，则心悸不宁；阻遏清阳，清阳不升，则头目眩晕；舌淡胖、苔白滑、脉沉细为阳虚水泛之象。法当温肾助阳，健脾利水。

【方解】方中君以大辛大热之附子，温肾助阳以化气行水，暖脾抑阴以温运水湿。茯苓、白术补气健脾，利水渗湿，合附子可温脾阳而助运化，同为臣药。佐以辛温之生姜，配附子温阳散寒，伍苓、术辛散水气，并可和胃而止呕。配伍酸收之白芍，其意有四：一者利小便以行水气，《神农本草经》言其能"利小便"，《名医别录》亦谓之"去水气，利膀胱"；二者柔肝缓急以止腹痛；三者敛阴舒筋以解筋肉瞤动；四者防止附子燥热伤阴，亦为佐药。全方泻中有补，标本兼顾，共奏温阳利水之功。

【配伍特点】辛热渗利合法，纳酸柔于温利之中，脾肾兼顾，重在温肾。

5. 泽泻汤（《金匮要略》）

【组成】泽泻 15g，白术 6g。

【用法】上二味，以水二升，煮取一升，分温再服。

【功用】利水除饮，佐以健脾。

【主治】饮停心下，头目眩晕，胸中痞满，恶心呕吐，咳逆水肿。

【证治机理】水停心下，清阳不升，浊阴上冒，故头晕目眩，胸部痞闷，肺气受遏，失于宣降，故气逆咳嗽，脾虚无以运化，胃失和降，故恶心呕吐，脾虚运化失司，水湿内停，故小便不利、水肿，这是痰饮常见之证，亦是支饮的轻证，治当利水健脾。

【方解】方中泽泻甘淡，利水渗湿，使水湿从小便而出，为君药。白术甘苦，健脾益气，利水消肿，助脾运化水湿，为臣药。两药相须为用，重在利水，兼健脾以制水，为治脾虚水饮内停之良方。又有《素问病机气宜保命集》白术散，以白术、泽泻等量配伍应用，主治水肿觉胀下者。

【配伍特点】泽泻利水除饮，白术补脾制水。

6. 通窍活血汤（《医林改错》）

【组成】川芎 6g，赤芍 6g，桃仁 6g，红花 9g，老葱 3 根，生姜 9g，红枣 7 枚，麝香 0.15g，黄酒 250mL。

【用法】水煎服。

【功用】活血通窍。

【主治】瘀阻头面的头痛昏晕，耳聋脱发，面色青紫，以及妇女干血痨，小儿疳积，肌肉消瘦，腹大青筋等，现有用本方治疗脑震荡后遗症，眩晕等证。

【证治机理】头面七窍若堵，窍不通必有瘀，清阳受阻，血气瘀阻不能荣养头面孔窍，则头痛头晕，耳聋发脱，面色青紫；妇女干血劳或小儿疳证，都因瘀血内停，血枯血热积久不愈，肝肾亏损，或脾胃失运，气血皆干，络脉不固，新血难生所致，必须活血化瘀，推陈致新。

【方解】方中麝香为君，芳香走窜，通行十二经，开通诸窍，和血通络；桃仁、红花、赤芍、川芎为臣，活血消瘀，推陈致新；姜、枣为佐，调和营卫，通利血脉；老葱为使，通阳入络。诸药合用，共奏活血通窍之功。

【配伍特点】养血活血，表里通经。

7. 小柴胡汤

（《伤寒论》）

【组成】柴胡半斤（24g），黄芩三两（9g），人参三两（9g），甘草炙三两（9g）半夏（洗）半升（9g），生姜（切）三两（9g）大枣（擘）十二枚（4枚）。

【用法】上七味，以水一斗二升，煮取六升，去滓，再煎，取三升，温服一升，日三服（现代用法：水煎服）。

【功用】和解少阳。

【主治】

（1）伤寒少阳证。往来寒热，胸胁苦满，默默不欲饮食，心烦喜呕，口苦，咽干，目眩，舌苔薄白，脉弦。

（2）妇人中风，热入血室。经水适断，寒热发作有时。

（3）疟疾、黄疸等病而见少阳证者。

【证治机理】少阳经脉循胸布胁，位于太阳、阳明表里之间。伤寒邪犯少阳，病在半表半里，邪正相争，邪胜欲入里并于阴，正胜欲拒邪出于表，故往来寒热；邪在少阳，经气不利，郁而化热，胆火上炎，而致胸胁苦满、心烦、口苦、咽干、目眩；胆热犯胃，胃失和降，胃气上逆，故默默不欲饮食而喜呕。若妇人经期，感受风邪，邪热内传，热与血结，血热瘀滞，疏泄失常，故经水不当断而断、寒热发作有时。邪在表者，当从汗解；邪入里者，则当吐下。今邪既不在表，又不在里，而在表里之间，则非汗、吐、下所宜，故唯宜和解之法。

【方解】方中柴胡苦平，入肝胆经，透泄少阳之邪，并能疏泄气机之郁滞，使少阳之邪得以疏散，为君药。黄芩苦寒，清泄少阳之热，为臣药。柴胡、黄芩相配伍，一散一清，恰入少阳，以解少阳之邪。胆气犯胃，胃失和降，佐以半夏、生姜和胃降逆止呕。邪从太阳传入少阳，缘于正气本虚，故又佐以人参、大枣益气补脾，一者取其扶正以祛邪，一者取其益气以御邪内传，俾正气旺盛，则邪无内向之机；参、枣与夏、姜相伍，以利中州气机之升降。炙甘草助参、枣扶正，且能调和诸药，用为佐使药。诸药合用，以和解少阳为主，兼和胃气，使邪气得解，枢机得利，则诸症自除。

【配伍特点】透散清泄以和解，升清降浊兼扶正。

8. 逍遥散（《太平惠民和剂局方》）

【组成】甘草（微炙赤）半两（4.5g）当归（去苗，锉，微炒）、茯苓（去皮，白者）、芍药（白者）、白术、柴胡（去苗）各一两（各9g）。

【用法】上为粗末，每服二钱（6g），水一大盏，烧生姜一块切破，薄荷少许，同煎至七分，去渣热服，不拘时候（现代用法：加生姜3片，薄荷6g，水煎服；丸剂，每服6～9g，日服2次）。

【功用】疏肝解郁，养血健脾。

【主治】肝郁血虚脾弱证。两胁作痛，头痛目眩，口燥咽干，神疲食少，或往来寒热，或月经不调，乳房胀痛，脉弦而虚。

【证治机理】肝性喜条达，恶抑郁，为藏血之脏，体阴而用阳。若情志不畅，肝木不能条达，则肝体失于柔和，以致肝郁血虚，则两胁作痛、头痛目眩；郁而化火，故口燥咽干；肝木为病，易于传脾，脾胃虚弱，故神疲食少；脾为营之本，胃为卫之源，脾胃虚弱则营卫受损，不能调和而致往来寒热；肝藏血，主疏泄，肝郁血虚脾弱，则见妇女月经不调、乳房胀痛。治宜疏肝解郁，养血健脾。

【方解】方中以柴胡疏肝解郁，使肝郁得以条达，为君药。当归甘辛苦温，养血和血，且其味辛散，乃血中气药；白芍酸苦微寒，养血敛阴，柔肝缓急；归、芍与柴胡同用，补肝体而助肝用，使血和则肝和，血充则肝柔，共为臣药。木郁则土衰，肝病易传脾，故以白术、茯苓、甘草健脾益气，非但实土以御木乘，且使营血生化有源，共为佐药。用法中加薄荷少许，疏散郁遏之气，透达肝经郁热；烧生姜降逆和中，且能辛散达郁，亦为佐药。柴胡引药入肝，甘草调和药性，二者兼使药之用。全方深合《素问・脏气法时论》"肝苦急，急食甘以缓之……脾欲缓，急食甘以缓之……肝欲散，急食辛以散之"之旨，可使肝郁得疏，血虚得养，脾弱得复，气血兼顾，肝脾同调，立法周全，组方严谨，故为调肝养血健脾之名方。

【配伍特点】疏柔合法，肝脾同调，气血兼顾。

9. 半夏泻心汤（《伤寒论》）

【组成】半夏（洗）半升（12g），黄芩、干姜、人参各三两（各9g），黄连一两（3g），大枣（擘）十二枚（4枚），甘草（炙）三两（9g）。

【用法】上七味，以水一斗，煮取六升，去滓，再煎，取三升，温服一升，日三服（现代用法：水煎服）。

【功用】寒热平调，散结除痞。

【主治】寒热互结之痞证。心下痞，但满而不痛，或呕吐，肠鸣下利，舌苔腻而微黄。

【证治机理】本方所治之痞，原系小柴胡汤证误用攻下，损伤中阳，少阳邪热乘虚内陷，以致寒热互结，而成心下痞。痞者，痞塞不通，上下不能交泰之谓。心下即胃脘，属脾胃病变。脾胃居中焦，为阴阳升降之枢纽，今中气虚弱，寒热互结，遂成痞证。脾为阴脏，其气主升；胃为阳腑，其气主降。中气既伤，升降失常，故上见呕吐，下则肠鸣下利。上下交病治其中，法宜调其寒热，益气和胃，散结除痞。

【方解】方中以辛温之半夏为君，散结除痞，又善降逆止呕。臣以辛热之干姜温中散寒，以苦寒之黄芩、黄连泄热开痞。君臣相伍，寒热平调，辛开苦降。然寒热互结，又缘于中虚失运，升降失常，故以人参、大枣甘温益气，以补脾虚，为佐药。甘草补脾和中而调诸药，为佐使药。诸药相伍，使寒去热清，升降复常，则痞满可除，呕利自愈。

【配伍特点】寒热平调以和阴阳，辛开苦降以调气机，补泻兼施以顾虚实。

（六）案例

案例一：患者，女，40岁。主诉：反复头晕1年。2020年11月11日初诊，症见头晕，视物旋转，严重时伴恶心呕吐胃内容物，耳鼻喉科、神经内科曾诊断为梅尼埃病，脉沉弱无力，舌胖大齿痕苔白。中医诊断：眩晕，证属脾肾阳虚，痰浊上泛。中药予半夏白术天麻汤合五苓散合橘皮竹茹汤加减：姜半夏15g，陈皮15g，茯苓15g，竹茹10g，天麻8g，炒白术15g，泽泻15g，桂枝6g。7剂，每日1剂，分3次温服。

二诊：患者视物旋转感症状缓解，诉口淡，仍有头晕，胃纳不佳，大便稍硬，舌淡暗苔白。治予半夏白术天麻汤合参苓白术汤加减：姜半夏 15g，党参 10g，茯苓 15g，白扁豆 10g，砂仁 10g（后下），炒薏苡仁 12g，天麻 8g，炒白术 15g，陈皮 10g，六神曲 15g。7 剂，每日 1 剂，分 3 次，两餐之间温服。

三诊：患者头晕未再发作，胃纳好转，大便稍溏，舌淡红苔白略干，予参苓白术汤合熟地黄 15g，巴戟天 10g，7 剂。门诊随访 3 个月，病情稳定。

按语： 患者冬日感受寒邪，内外相引，夹风上行，清窍受扰而发眩晕，故以半夏、白术、陈皮燥湿健脾以安中，陈皮、竹茹和胃化痰止呕逆，苓、泽、桂温肾利水导饮下行，天麻平肝息风。中土定，风痰去而眩止，后期以脾肾双调，恢复脾阳、肾阳以免水邪来复。

案例二： 患者，女，51 岁，头晕 1 周。2020 年 5 月 27 日初诊，诉 1 周前不慎头部外伤后一直头晕，走路不稳，两侧头部及前额隐痛，胃纳不香，胸闷不适，无视物旋转，眠可，二便调，舌边尖暗有瘀点苔薄白，左脉浮动，右脉濡。诊断为眩晕，中焦气机不利，瘀血困阻清窍。予升降散合通窍活血汤加减：蝉蜕 5g，僵蚕 6g，片僵黄 6g，炒白术 10g，白芷 12g，川芎 9g，赤芍 9g，桃仁 6g，红花 3g，葱白 5 棵，生姜 5 片，红枣 5 枚，黄酒 200mL。7 剂，加水适量，每剂煎 2 回，分 3 次饭后温服。

二诊：患者头痛若失，但仍有头晕，乏力，胸中窒，胃纳未见好转，舌边尖略红苔白，左脉浮弦，右脉濡，予香砂六君汤合逍遥散合焦三仙，7 剂，分 2 次饭后温服。

三诊：患者头晕基本缓解，胃纳好转，情绪尚不佳，原方继 7 剂，嘱调畅情志，忌油腻甜食。

按语： 患者中年女性，平素情志不遂，肝脾不和，外伤后瘀血阻窍，故发作头晕头痛，治疗重点当去其瘀血，重中之重是恢复脾胃中焦升降气机，中焦气血和，肝柔气顺，眩晕则止。故初诊予升降散恢复中焦脾升胃降，通窍活血汤去其瘀血，恢复清窍清明，后期健运脾胃达到调和肝脾。平素嘱患者调畅心情，配合长期服用调和肝脾之成药。

蔡教授对眩晕病从病因病机上认识到眩晕病为虚实夹杂，上下交病，病变部位在头部清窍，而病机关键在脾胃中焦，脾胃功能影响全身气机升降，输布生成气血精微以溉五脏所主之九窍，并认识到脾胃生理病理会直接影响风、火、痰、瘀等病理因素的生成。秉持"上下交损，当治其中"的治法理念，取得较好的临床疗效，值得深入学习。

（倪小芬）

六、从中焦论治慢性萎缩性胃炎经验

（一）概况

慢性萎缩性胃炎（CAG）是由多种致病因素导致胃黏膜局部或广泛性固有腺体萎缩，数量减少，黏膜层变薄，黏膜基层增厚为主要病理改变的一种慢性胃炎。其中中重度肠上皮化生，或不典型增生属癌前病变，认为与胃癌有一定关系。CAG 胃镜检出率为 7.5% ～ 13.8%，每年癌变率为 0.5% ～ 1%。临床证候无特异性。常表现为上腹部隐痛、胀满、嗳气反酸、食欲不振等消化道症状。

（二）基本病因

1. 幽门螺杆菌 Hp 的感染。

2.胆汁或十二指肠的反流。

3.胃黏膜损伤因子。

4.自身免疫机制和遗传因素。

5.其他：情绪障碍、负性社会经历、职业及劳动强度影响。

（三）西医治疗

1.根除幽门螺杆菌 Hp。

2.抑酸或抗酸治疗。

3.胃黏膜保护剂。

4.动力促进剂。

5.其他：消化酶制剂、重度异型内镜下治疗或手术治疗、精神心理治疗，补充胃黏膜营养因子。

（四）中医病因病机

1. 饮食不节，损及脾胃

饥饱失常，食物不洁，或饮食偏嗜，均可成为致病因素。过饥则摄入不足，气血生化乏源，脾胃失于滋养，脾胃功能低下；过饱则摄入过量，导致饮食阻滞，脾胃损伤，影响脾胃运化和升降；食物不洁导致清浊混淆，脾胃损伤，运化失司；饮食偏嗜，导致阴阳失调，多食生冷，损伤脾阳，偏食辛热，肠胃热结，过食肥甘滋腻，湿聚蕴热，阻滞气机，变生诸病。

2. 抑郁伤肝，横逆脾胃

脾胃的运化功能，有赖于肝的疏泄。肝疏泄功能正常，是脾胃正常升降的一个重要条件。抑郁伤肝，肝气犯胃，胃气升降失常。肝气郁结，日久化热，导致肝胃郁热，而致胃病。

3. 禀赋不足，脾胃虚弱

人之生禀受父母的精气，禀赋不足，形体懦弱，脏腑失健，抵抗力低下，脾胃系统功能低下，纳呆食少，转输运化无能，久则脾胃虚弱，化源不足。

4. 外感内伤，脾胃湿热

六气是自然界六种不同的气候变化，气候变化异常，当人体正气不足，打破了脾胃与外界环境的动态平衡，引发胃病。湿袭脾胃，湿性黏滞，阻滞气机，湿浊内停。湿蕴化热，形成脾胃湿热。湿热壅滞脾胃，可累及肝胆，致脾胃肝胆同病。

5. 气滞不行，瘀血阻络

脾胃之气运行迟滞，气机郁滞，营血运行不畅，气滞血瘀，久病入络，瘀结胃络，可生诸变。

6. 虚火内生，胃阴不足

久病中虚，热灼胃阴，生化乏源，津液枯少，虚火内扰，胃中津液充足，源泉不竭，润濡食物，帮助消化。胃阴不足，津液匮乏，水谷之源枯竭，胃失柔润之气，运化失常。

蔡教授认为本病属虚实夹杂，本虚标实。本虚多为脾胃虚弱，邪实以气滞，血瘀，痰湿，热毒，多为气滞血淤。蔡教授治疗的 42 例 CAG 中脾胃虚寒和肝胃不和型竟达 33 例，占 78.5%。说明脾胃虚寒，升降失调，纳运失司，或木郁火炽，横逆犯脾是本病的主要病机。肠腺化生和不典型增生属于中医的"癥结"范畴。从病机看，无论哪个证型，都涉及气机不畅，使胃的脉络及胃壁黏膜腺体失去营养。在辨证论治中，应抓住调理气机这个环节。调理脏腑气血阴阳，使气血运行调畅，络通结消，邪去正复，达到治疗的目的。

（五）辨证分型

蔡教授在临床上把慢性萎缩性胃炎分为四个证型：脾胃虚寒型、肝胃不和型、脾胃湿热型、胃阴亏虚型。

1. 脾胃虚寒型

症状：胃脘胀满、隐痛，腹喜按，得温痛减，泛吐清水，纳差便溏，神疲乏力，舌质胖淡，苔薄白，脉沉细。

治法：温中健脾，行气散结。

方剂：常选用吴茱萸汤、理中汤、小建中汤、香砂六君汤。

常用药物：吴茱萸、党参、干姜、焦白术、茯苓、炙甘草、陈皮、乌药、砂仁、莪术、露蜂房、铁树叶。

2. 肝胃不和型

症状：胃脘胀痛，嘈杂不适，胁痛嗳气，每于情志不遂时症状加重，舌质淡红苔薄白，脉弦或弦滑，痛有定处或刺痛，舌质暗或淡暗。

治法：疏肝和胃散结。

方剂：常选用柴胡疏肝散、越鞠丸、四逆散、五磨饮子。

常用药物：柴胡、枳壳、赤芍、白芍、丹参、焦白术、香附、川芎、当归、川楝子、莪术、露蜂房、铁树叶。

3. 脾胃湿热型

症状：嗳气不畅，胃脘胀满，头重身倦，大便秘结或溏薄，口黏口苦，纳乏味，脉濡滑，舌偏红，苔黄白腻。

治法：清热利湿散结。

方剂：常选用平胃散、藿朴夏苓汤、半夏泻心汤、温胆汤。

常用药物：藿香、佩兰、法半夏、茯苓、苍术、厚朴、苏梗、川黄连、露蜂房、莪术、铁树叶。

4. 胃阴不足型

症状：患者胃脘隐隐灼痛，口干咽燥不欲饮，溲黄便秘，舌红少苔，脉细数。

治法：养阴益胃。

方剂：常选用一贯煎、沙参麦冬汤、益胃汤、芍药甘草汤。

常用药物：炒白芍、北沙参、麦冬、川石斛、丹参、乌梅、川楝子、绿萼梅、八月札、莪术、露蜂房、铁树叶。

（六）辨证经验

蔡教授认为临床脾胃虚寒与肝胃不和两型多见。在阴虚胃痛中，一般不用香窜燥烈之品。即使有气滞存在，常选用绿萼梅、八月札、川楝子等调气而不伤阴之品，与养胃阴药北沙参、麦冬、川石斛相配。加乌梅增加胃酸，且能开胃，丹参祛瘀生新，改善胃黏膜血流量。蔡教授在治疗各型慢性萎缩性胃炎中均选用了莪术、铁树叶和露蜂房。莪术行气破血，消积止痛；铁树叶化瘀消肿，和胃散结，活血化瘀；露蜂房祛风除湿，消肿止痛。三者药敏试验对胃癌细胞较敏感，将这三味药配合使用对胃的癌前病变治疗起着积极的防治作用。临床疗效：病理改变逆转或改善，腺体萎缩、不典型增生减轻或消除。蔡教授在治疗本病的临床用药上强调：胃弱者不胜重药，忌重投大苦大寒，滋腻碍中，香燥破气之品。此外，蔡教授还擅长宏观与微观相结合，根据临床胃镜病理并结合自身经验，他认为：胃黏膜有充血、水肿、渗出或者糜烂者，可酌加白及、黄连、生地榆、当归、蒲公英、连翘、炙僵蚕等；若伴有肠腺化生，酌加当归、丹参等；若胃黏膜伴陈旧性出血与瘀痕，酌加三七、没药、仙鹤草等；若胃黏膜见有溃疡者，酌加海螵蛸、珍珠粉、白及、炙乳香等；若胃镜下见有胆汁反流，酌加旋覆花、代赭石、苏梗、柴胡等；若幽门螺杆菌 (Hp) 阳性者，加黄连、黄芩、蒲公英、白芍等。

（七）临证思路总结

1. 通补兼顾不宜滞

（1）疏通气机

胃为水谷之海，六腑传化物而不藏，以通为用，以降为顺。通降法是治疗胃病的大法。蔡教授非常推崇明代医家吴崐"脾胃宜利而恶滞"之说。治疗脾胃病贵在求"通"，而疏通气机，恢复脾胃正常的升降功能是通降胃气的根本治疗原则。无论证型各异，疏通气机法贯穿在慢性萎缩性胃炎各型的证治中。

（2）补中求通

慢性萎缩性胃炎病程较长，久病多虚，"虚则补之"。脾胃虚弱，运化功能减退，则水反为湿，谷反为滞，"气滞""湿阻""食积""瘀血"等相因为患，虚中夹实的病理状态。若一味进补，过用甘腻之品，则可导致气滞生满，食积难化，助湿生痰，瘀热伤络。治虚兼顾邪实之不同，使补中有通。补虚：小剂量的参、术、芪之类以补脾益气；兼气滞者：以陈皮、木香、佛手、砂仁健脾理气。兼有食滞者：佐以鸡内金、炒谷芽、炒麦芽等消食健脾和胃之品；兼湿阻者：当加藿香、佩兰、苏梗醒脾利湿；若气滞日久，瘀血内生者：加莪术、当归、延胡索等药活血和血。

（3）补脾宜健

脾胃虚弱，勿滥用补，补之不当，易生胀满。补脾之药多为甘润、滋腻之品，易滞脾胃而留邪。补脾益气同时常佐以蔻仁、藿香、厚朴、木香芳香之品醒脾悦脾，使补而不滞。脾胃之功在运，运者动也，则以轻灵为要。调畅气机，鼓舞胃气，清淡养阴，皆以灵动为旨。配伍得当，理气而不耗气伤津，益气养阴又不壅气碍中。

（4）和升降

脾胃位居中州，为升降之枢。叶天士说："脾宜升则健，胃宜降则和。"胃痞患者多有升降失调的表现，脾气不升，中满腹胀、泄泻、浊气不降则呃逆，呕吐、便秘。治疗时要顺从脾胃升降特性。蔡教授经验：健脾益气常佐以升麻、柴胡、葛根升清，竹茹、半夏、旋覆花和胃降逆。对于脘腹胀满，隐痛不舒，呃逆纳差。蔡教授常用辛开苦降之半夏泻心汤治疗，疗效颇佳。

（5）疏肝和胃

脾胃运化、升降功能与肝胆的疏泄升发特性相互协调，肝胆之气的太过与不及即影响脾胃运化功能。而脾虚肝气必乘之，所以说肝与脾胃在生理上密切配合，在病理上相互影响。肝实为主者，重在疏肝抑肝，佐以健脾和胃。脾虚为主者，重在健脾益气，佐以炙香附、郁金、白芍等疏肝抑肝之品。肝郁为主，肝胃郁热型，重在疏肝抑肝，调气用刚，选金铃子。脾虚或阴伤而气滞者，行气取柔，选陈皮、佛手、绿萼梅。

2. 辛开苦降消痞满

脾胃位居中州，为气机升降之枢纽，脾胃正常的升降功能对维持人体的正常生理活动意义重大。慢性萎缩性胃炎见胃脘痞满不舒者，皆由脾胃的升降功能失调所致。清气不升则中满腹胀、泄泻；浊气不降则呃逆、呕吐、便秘。蔡教授经验：顺从脾胃升降特性。辛开药选半夏，生姜消散开结。苦降药选黄芩，黄连降火泻胃。对于久痞不愈、寒热错杂之证，蔡教授经验：常合用辛开苦降之半夏泻心汤治疗，以柴胡畅达厥阴，升少阳清气，佐以黄芩，黄连苦降泻热，半夏散结消痞，降逆止呕，加生姜辛开通痞，少量生晒参益气降逆，如患者中满，纳呆，可去甘草、大枣之甘腻，以免碍胃。胃痞日久而胃痛者，胀痛方由制香附、紫苏梗、陈皮、佛手、大腹皮、荜澄茄、甘草组成；瘀痛方由制香附、延胡索、乌药、制乳香、制没药、九香虫、五灵脂组成。

3. 燥润相济求其平

若患者临床证候见形寒肢冷，脘痞或脘痛绵绵，喜温饮，又伴见口苦、口舌生疮、牙龈肿痛咽痛、便秘、舌红、苔黄腻等"寒热夹杂"的证候，蔡教授经验寒热并用，燥润相济。但又要注意把握"度"，以"平"为期。用药：桂枝、干姜、荜茇等温热药物温胃散寒。配用黄芩、黄连苦寒坚阴之品既可清胃中燥热之火又能防止温热药物导致的"上火"；同时加用芦根生津益阴又不致留湿敛邪，以达燥润相济。这种采用寒热反佐配伍的治法，尤其适合那些临床见症极为复杂的患者。

4. 辨证与辨病相结合

蔡教授中医治疗强调整体观念和辨证论治，同时还应结合西医的胃镜诊断及病理报告。慢性萎缩性胃炎胃镜表现：除腺体萎缩改变外，还有胃黏膜充血、水肿、渗出、糜烂、胆汁反流、不典型增生和肠腺化生等改变，从中医宏观辨证论治角度出发，是无法确切地判断患者胃黏膜局部病变情况。蔡教授认为：症状轻重与胃黏膜的损害程度和病理变化并不同步。中医辨证无法推测胃黏膜损害程度和病理变化的轻与重，无法推测胃黏膜的糜烂或增生，肠化与不典型增生的有或无。对于无症可辨患者，缺乏特异性临床症状，或毫无症状，故尚须结合辨病以提高疗效。

（八）蔡教授辨病用药经验

1. 病理的腺体萎缩、增生、肠化及息肉、腺体囊肿

用药经验：均有瘀滞表现，因此在临床中，无论哪个证型都宜用活血化瘀的药物，如当归、丹参、川芎、莪术等理气活血化瘀之品。现代药理研究证明这类药物能增加胃黏膜血流量改善微循环，使胃黏膜缺血缺氧得到改善，有利于炎症的吸收，萎缩腺体的复生及增生性病变的消退。

2. 胃黏膜不典型增生、"癌前病变"

用药经验：加用莪术、蒲公英、铁树叶、露蜂房等解毒散结抗癌之品。蔡教授经常将药物配合使用来防治胃的癌前病变，临床实践证实多数患者胃黏膜病理改变逆转或改善，腺体萎缩，不典型增生减轻或消除。

3. 幽门螺杆菌感染

用药经验：黄连、黄芩、大黄等有抑制与杀灭幽门螺杆菌的作用。

4. 胆汁反流

用药经验：认为本病与肝气郁结有关，所以采用健脾和胃、疏肝降逆药物治疗，如四逆散。

（九）蔡教授治疗慢性萎缩性胃炎经验方

1. 治萎化异汤

组成：党参、茯苓、炒白术、炙甘草、陈皮、当归、丹参、黄连、莪术、徐长卿、佛手、蒲公英、露蜂房、铁树叶。

蔡教授认为慢性萎缩性胃炎的治疗须从整体出发，针对本病"气虚气滞，邪热瘀结"的病理特点，确定了"益气理气，清热活血"的治疗原则，选用经现代药理证实具有抗炎症、调节免疫、促进修复、抗突变作用的中草药，组成"治萎化异汤"。其中四君子汤（党参、白术、茯苓、炙甘草）具有增强机体免疫功能的作用，能较好地调节机体的免疫状态，促进黏膜修复，提高抗病能力；徐长卿、当归、丹参、陈皮行气止痛，活血通络；现代药理研究证明理气活血化瘀之品如当归、丹参等养血活血药能增加胃黏膜血流量，改善微循环，使胃黏膜缺血缺氧得到改善，有利于炎症的吸收、萎缩腺体的复生及增生性病变的消退。黄连、蒲公英清热解毒，抗菌消炎；莪术、铁树叶、露蜂房软坚散结，有较好的抗菌消炎性增生和防突变作用。莪术，味苦平，具有行气破血，消积止痛之功效。铁树叶，甘、微温、有小毒，功能理气活血,"平肝,统治一切肝气痛"。露蜂房,甘平、有小毒,具有祛风攻毒杀虫的功效。

2. 案例

案例一: 潘某,女,65岁。2019年11月2日初诊。腹胀嗳气反复发作1年。1年来,自觉胃脘胀满,嘈杂不适,嗳气反酸,嗳气后腹胀减轻,纳少,多食饱胀,每于情志不遂时症状加重,舌质淡红苔薄白,脉弦。胃镜提示慢性萎缩性胃炎胆汁反流。胃镜病理示"胃窦"黏膜慢性炎。慢性炎症反应(++),活动度(+),萎缩(++),肠化(+),Hp(−)。

中医诊断:胃痞(肝胃不和)。

西医诊断:慢性萎缩性胃炎。

辨证分析:脾胃运化、升降功能与肝胆的疏泄升发特性相互协调,肝胆之气的太过与不及即影响脾胃运化功能。脾虚肝气必乘,肝与脾胃在生理上密切配合,在病理上相互影响。肝胃不和,肝木克犯胃土,胃气阻滞,见胃脘胀满,嘈杂不适;胃气失于和降,胃气上逆,见嗳气反酸;嗳气后气机得畅,故见嗳气后腹胀减轻;肝胃不和,胃受纳腐熟功能受阻,故纳少,多食饱胀;情志不遂时肝气疏泄不畅,影响胃气升降,因此情志不遂时症状加重;舌质淡红苔薄白,脉弦为肝胃不和之象。

治法:疏肝降逆,理气和胃。

方药:柴胡疏肝散加减。

柴胡10g,枳壳10g,白芍10g,甘草5g,香附10g,川芎10g,陈皮10g,苏梗10g,旋覆花10g,炒白术10g,谷芽15g,麦芽15g,鸡内金10g,蒲公英15g,莪术10g,

露蜂房 10g，铁树叶 10g。7 剂。

用法：每日 1 剂，水煎 2 次，得汁 400mL，分 2 次温服。

医嘱：保持心情愉悦，忌辛辣厚腻之品。

2019 年 11 月 9 号二诊：服药后胃纳增，诉脘胀痞闷减轻，现口苦，舌质红苔薄黄腻。原方去谷芽、麦芽、鸡内金，加黄连 5g，藿香 10g，清热芳香化湿。

患者坚持服药半年，每次随证加减，诸症改善。半年后复查胃镜提示慢性胃炎。胃镜病理示"胃窦"黏膜慢性炎。慢性炎症反应（＋），活动度（－），萎缩（＋），肠化（－），Hp（－）。

按语：肝与脾胃功能密切相关，肝木克土，脾胃的正常运化，输布功能有赖于肝木条达，肝疏泄升散之性可枢转脾胃气机，不致壅滞而纳化失常。肝胃不和是慢性萎缩性胃炎最常见的证型，方选柴胡疏肝散加减治疗。方中以柴胡功善疏肝解郁，白芍养血柔肝缓中止痛，两药合用一疏一柔。苏梗、香附理气疏肝理气，川芎活血行气，助柴胡以解肝经之郁滞，并增行气活血消痞之效。陈皮、枳壳理气行滞，旋覆花化痰降气，炒白术、谷芽、麦芽、鸡内金健脾消食，运转脾机。甘草调和诸药，为使药。诸药相合，共奏疏肝降逆、理气和胃之功效。蒲公英清热解毒，抗菌消炎，莪术、露蜂房、铁树叶软坚散结，改善腺体萎缩，逆转肠化。

案例二：徐某，男，54 岁。2020 年 3 月 2 日初诊。自诉"慢性胃炎"10 余年，此次胃脘隐痛不适 1 个月。1 个月以来，自觉胃脘隐痛不适，灼热不舒，痞满食少，嘈杂似饥，口干便秘，舌质红苔薄少津，脉细数。胃镜提示慢性萎缩性胃炎。胃镜病理示"胃窦"黏膜慢性炎。慢性炎症反应（＋），活动度（＋），萎缩（＋＋＋），肠化（＋＋），Hp（－）。

中医诊断：胃脘痛（胃阴亏虚）。

西医诊断：慢性萎缩性胃炎。

辨证分析：患者久病中虚，热灼胃阴，生化乏源，津液枯少，虚火内扰，胃阴不足。阴液不能濡养胃体，故见胃脘隐痛不适；脾胃之阴不足，肝贼倍以乘害，气郁化火，胃脘灼热不舒；胃阴亏虚，胃失濡养，故痞满食少，嘈杂似饥；津液不能上承故见口干；阴液不足，肠道失于濡养，故见便秘；舌质红苔薄少津，脉细数均为胃阴亏虚之象。

治法：养阴益胃。

方剂：益胃汤加减。

药物：沙参15g，麦冬10 g，细生地10 g，玉竹10 g，乌梅10g，芦根10g，佛手10g，甘草5g，徐长卿15g，丹参10g，莪术10g，露蜂房10g，铁树叶10g。7剂。

用法：每日1剂，水煎2次，得汁400mL，分2次温服。

医嘱：饮食宜清淡，忌辛辣烟酒之品。

2020年3月9号二诊：服药后诉胃脘隐痛减轻，灼热不舒消失，现胃纳少，舌质红苔薄，舌面津液较前增加。原方去生地黄，加炒山楂15g，鸡内金10g，开胃消食。

患者坚持服药半年，每次随证加减，诸症改善。半年后复查胃镜提示慢性萎缩性胃炎。胃镜病理示"胃窦"黏膜慢性炎。慢性炎症反应（＋），活动度（－），萎缩（＋），肠化（＋），Hp（－）。

按语：患者久病中虚，热灼胃阴，胃阴亏虚。胃为水谷之海，十二经皆禀气于胃，胃阴复则气降能食。治宜甘凉生津，养阴益胃。方选益胃汤加减。生地黄、麦冬味甘性寒，功擅养阴清热，生津润燥，为甘凉益胃之上品，兼润肠通便之功效；北沙参、玉竹养阴生津，加强生地黄、麦冬益胃养阴之力；芦根性寒味甘淡，生津不恋邪；乌梅、甘草补中生津，共起清养胃阴之效；佛手行气理气，在养阴化阴中加少量理气之品，使滋而不腻；徐长卿、丹参、莪术活血通络，增加胃黏膜血流量，改善微循环；露蜂房、铁树叶活血软坚散结防癌。

慢性萎缩性胃炎是胃黏膜固有腺体萎缩的一种疾病，常伴有肠上皮化生和异型增生，属于癌前病变，目前西医治疗没有很好的疗效。蔡教授治疗慢性萎缩性胃炎紧扣病机，辨证辨病相结合。疏通气机贯穿治疗全过程，"通补兼顾不宜滞"为治疗慢性萎缩性胃炎的基本原则。

（周斌）

七、从中焦论治大肠癌经验

大肠癌在中医古籍中的论述散见于"锁肛痔""伏梁""肠风""肠澼""脏毒""积聚""癥瘕"等病症。《血证论》云："脏毒者，肛门肿硬，疼痛流水。"《外科大成》曰："锁肛痔，肛门内外如竹节锁紧，形如海蜇，里急后重，粪便细而带扁，时流臭水，此无治法。"《外科正宗·脏毒论》谓："其患痛连小腹，肛门坠重，二便乖违，或泻或秘，肛门内蚀，串烂经络，污水流通大孔，无奈饮食不餐，作渴之甚，凡犯些未得见其有生。"这些记载都与现代大肠癌的临床表现极为相似。蔡教授认为大肠癌发病本质是"内虚"，尤以脾胃虚弱为主。《灵枢·五变》论:"人之善病肠中积聚者,则肠胃恶,恶则邪气留之,积聚乃伤,肠胃之间,寒温不次,邪气稍至,蓄积留止,大聚乃起。"《脾胃论》记载:"脾胃之气既伤,而元气亦不能充,诸病之生也。"《医宗必读》所说:"积之成也,正气不足而后邪气踞之"《医林绳墨》阐述:"人以脾胃为主,而治病以健脾为先。"古代医家张元素亦言:"盖积聚癥瘕,必由元气之不足,不能运行而致之。欲其消散,必借脾胃气旺,能渐渐消磨开散,以收平复之功。"可见脾胃失于健运,水谷精微输布失常,湿浊内生,久蕴成痰,积痰成瘀,瘀阻气滞,郁而化热,热伤气阴,致毒热内蕴,痰毒浊瘀互结而成积块,终发为癌。另《外科正宗·脏毒论》指出:"又有生平情性暴急,纵食膏粱或兼补术,蕴毒结于脏腑,炎热流注肛门,结而为肿。"《素问·痹论》曰:"饮食自倍,肠胃乃伤。"《济生方》曰:"过餐五味,强食生冷果菜,久则积结为癥瘕。"可见饮食不节、情志失调等外邪协同致病。

蔡教授结合大肠癌的病因及临床表现,将病机概括为:素体脾胃虚弱,正气亏虚,或饮食不节、过食肥甘厚腻,或情志失畅,致气机郁滞,肠腑湿热毒邪久留,或热伤气阴,致毒热内蕴,痰毒浊瘀互结,发为本病。其病位在肠腑,与脾胃功能密切相关。蔡教授指出本病发病关键为脾胃虚弱,气机升降出入失司,六腑以通为顺,实而不能满,邪气久留,积聚乃生。而今临床肠癌患者一旦确诊后,常规接受手术、细胞毒药物、放疗、分子靶向治疗等一种甚至多种方式同时或者序贯治疗,使得患者临床表现更加繁杂,到了终末期更是诸证蜂起,可以概括为"上下交损"。中医治疗上不能面面俱到，需要谨守病机，以调中为要，正如张洁古所言："养正积自除。"因此，蔡教授提出肠癌以"治在中焦"为要，并兼顾"湿、热、瘀、毒、郁"等证。

蔡教授在大肠癌诊疗中以"整体观"和"辨证论治"为原则，以人为本，治病求本，审证求因，重视分期论治，并全程注重固护脾胃功能。蔡教授指出大肠癌早中期虽多以湿热浊瘀互结的实证表现为主，但患者多素体脾胃虚弱，加之就诊时多经手术、化疗或放疗、靶向等西医学治疗后，易伤精耗血、损伤脾胃，致本虚标实，治以健脾益气、扶正祛邪为主。而晚期带瘤者，大多存在局部浸润或远处转移，因长期西医学治疗导致脾气虚弱，失于健运，脾胃运化无力，胃气衰败，因此要避免伤脾败胃之品，以调补脾胃为要，扶正培本。蔡教授总结早中期的大肠癌患者，以中药辅助治疗，通过减毒、增效，协助患者完成手术或放化疗等西医学治疗。而针对晚期大肠癌患者，应注重调补脾胃，提高患者生活质量，延长生存期，达到长期优质的带瘤生存的目的。蔡教授诊疗全程秉持"有胃气则生，无胃气则死"，以"治在中焦"为要。

另蔡教授指出西医学发现大肠癌患者常出现肝转移，同时肝转移也是大肠癌患者预后不良的主要原因。《灵枢·百病始生》载："是故虚邪之中人也……留之不去，传舍于胃肠之外，募原之间，留著于脉，稽留而不去，息而成积。或著孙脉，或著输脉，或著于伏冲之脉，或著于膂筋，或著于胃肠之募原，上连于缓筋，邪气淫佚，不可胜论。"形象描述了肿瘤由原发部位向他处转移的过程。蔡教授指出大肠癌可从以下三方面解释：一方面是因为脾为后天之本，气血生化之源，主生血统血，肝主藏血，若脾气健运，生血有源，统血有权，则肝有血可藏，土沃木荣；若脾气虚弱，失于健运，化源不足，或脾不统血，失血过多，脾气输布的水谷精微不能滋养肝体，累及于肝，肝血不足，至虚之处，便是留邪之地，肝血亏虚，癌毒停滞于肝，久而成积。另一方面，肝主疏泄，调畅气机，脾胃为气机升降枢纽，肝木疏土，助脾升胃降，则促进脾胃对食物的纳运功能，有助中焦脾胃气机升降协调。而脾气健运，则运化水谷精微充足，气血充盛，则肝有所养，气机调和。脾气健运则水谷精微充裕，散精有源，肝脏得以濡养，气机冲和调畅。两者相辅相成，相互影响。再则"肝足厥阴之脉……抵小腹挟胃，属肝络胆"，提示肝与胃、肠经络存在一定的联系，而癌毒易由经络转移至联系密切的脏腑，这与西医学认为大肠癌肝转移是通过门静脉系统抵达肝脏进而形成转移灶的理论不谋而合。《素问·四气调神大论》云："是故圣人不治已病治未病，不治已乱治未乱，此之谓也。"《金匮要略·脏腑经络先后病脉》也强调治病应"见肝之病，知肝传脾，当先实脾"。故蔡教授重视"治未病"，所谓"务在先安未受邪之地，恐其陷入易易尔"，在大肠癌早期进行中医药干预，"先安未受邪之地"，争取既病防变，改善患者预后。另外临床中肿瘤患者多因对疾病的恐惧，产生心理负担，容易焦虑抑郁，多有肝气郁结之象，故临证选方用药中需尤为重视肝之疏泄功能是否顺畅，并注意身心同调，倾听疾苦，耐心疏导，帮助患者建立疾病的乐观心态。

蔡教授诊治肠癌一贯重视"治在中焦"，"邪之所凑，其气必虚"，脾胃虚弱为大肠癌致病内因，蔡教授非常注重

"扶正"，《脾胃论》曰："脾胃之气既伤，而元气亦不能充，诸病之生也。"故"治在中焦"贯穿大肠癌治疗始末。蔡教授用补气健脾药首推人参和黄芪，"人参养气，无黄芪而力弱"。此外，视正虚程度还可酌选炒白术、茯苓、当归、山药等扶正之品，且药量不宜过重，并于补中求通，因脾宜升则健，太阴之土得阳始运，若补脾滋腻太过，脾气虚弱而不能升清，浊气亦不得下降，则上不得精气滋养而头晕目眩，神疲乏力；中有浊气滞留而腹胀满闷；精气在下则见便溏、泄泻。临证诊疗中见食滞内积者，可予焦三仙、鸡内金等消食化积；若湿浊内困者，可加藿香、佩兰、苍术等芳香化湿之品；若气滞明显者可予陈皮、枳壳、木香等理气通降之药。但"邪不去，正必伤"，因此"扶正"的基础上亦需重视"攻邪"。大肠癌病理过程表现为湿热、毒瘀、痰浊内蕴，肠腑传导失司。湿热内蕴时，宜清热祛湿，可予生薏苡仁、冬瓜仁、败酱草、鱼腥草、红藤、土茯苓等；毒瘀内积时，应活血化瘀，可予当归、鸡血藤、五灵脂、蒲黄、川芎、丹参等；痰浊内结时，应消痰散结，可予山慈菇、夏枯草、海藻、昆布等。晚期大肠癌常伴局部浸润、淋巴结或远处转移，或夹癌痛，属久病入络，蔡教授临证常借虫蚁药血中搜逐以攻毒散结，如露蜂房、全蝎之解毒消肿，僵蚕之化痰散结，壁虎祛风散结，土鳖虫之破血逐瘀等，每每收获奇效。《素问·灵兰秘典论》曰："大肠者，传导之官，变化出焉。"《素问·五脏别论》曰："六腑者，传化物而不藏，故实而不能满也。"因此蔡教授特别强调"宜通勿壅，忌投峻猛，缓缓图之，以平为期"。注意"衰其大半即止"，制方切忌猛浪攻伐、苦寒败胃，宜平和之剂，体现"治中焦如衡，非平不安"的理论思想。蔡教授临证体会：脾为后天之本，气血生化之源，大肠癌患者素体脾胃虚弱，则运化水谷精微力弱，气血生化乏源，"气为血之帅""血为气之母"，气属阳，主动，主煦之；血属阴，主静，主濡之，气血互相影响，两者调顺，阴平阳秘，精神乃至，若气血阴阳失调，气滞血瘀，气虚血枯，日久则痰瘀湿毒互结而致癥瘕积聚。因此，蔡教授特别注重气血同治，常莪术、八月札、徐长卿三药合用，共奏行气活血之功，达到气血同治的目的。大肠癌患者经过放化疗后，气血耗亏，火热邪毒盛于上，寒浊湿毒注于下，上下不通，中焦痞塞，常常存在寒热错杂之象，用药宜寒热并用。蔡教授习用露蜂房、白毛藤、藤梨根、蒲公英、夏枯草等药性和缓者清热解毒散结，考虑温州为浙南沿海地区，居民素体脾胃虚弱而易积寒、积湿、蕴热，为防寒凉药伤脾阳，常予吴茱萸、干姜、桂枝等温肠暖土之品搭配使用。

另蔡教授临证辨证施治，顺应节气特点，春季多用青皮、佛手、绿萼梅、等以疏肝气；夏季多用藿香、佩兰、荷叶以祛湿浊之邪；秋季多用百合、麦冬、玉竹等养阴润燥之品；冬季用熟地黄、黄芪、大枣等益气养血之品。根据体质诊疗，羸弱体虚者可适当减少攻伐之品的用量，以扶正为主；年迈体虚之人酌加滋阴补肾之品，情绪焦虑患者酌加郁金、八月札、佛手、绿萼梅等疏肝理气；夜寐不安者加合欢皮、夜交藤、郁金、远志、石菖蒲、酸枣仁等安神助眠。

总而言之，蔡教授认为大肠癌发病本质以脾胃虚弱为主，诊治肠癌中需重视"治在中焦"，秉持"胃气一败，百药难施"，并"先安未受邪之地"，争取既病防变，改善患者预后。

案例一：王某，女，58岁。2019年10月6日来院就诊，诉既往有慢性胃炎病史，2019年5月8日因"突发剧烈腹痛1小时"至外院急诊，CT提示"肠穿孔可能"，在该院行急诊手术，术中考虑"乙状结肠恶性肿瘤"，行"乙状结肠癌根治术及乙状结肠造瘘术"，术后病理检查示"腺癌，溃疡型，高-中分化，浸润至浆膜下层，神经侵犯，脉管内见癌栓，切缘阴性，LH（5/14），其中，肿瘤周围淋巴结（2/3），肠系膜淋巴结（3/11）"。病理分期"pT3N2aM0ⅢB期"，术后愈合良好。已行6个疗程"XELOX"术后辅助化疗。第6次化疗后出现骨髓抑制（Ⅲ°白细胞减少，Ⅱ°血红蛋白减少），予重组人粒细胞刺激因子升白细胞对症。初诊时患者由家人搀扶进诊室，目光无神，面色萎黄，主诉乏力、纳差，伴气短，伴恶心，偶有嗳气、反酸，无呕吐，小便清长，造瘘口处可见大便质软，不成形，舌质淡舌体消瘦，苔薄白，脉细弱，辅助检查血常规提示白细胞$1.45×10^9$/L，中性粒细胞$0.8×10^9$/L，血红蛋白86g/L，血小板$10^3×10^9$/L。西医诊断：化疗后骨髓抑制。中医辨证为气血亏虚。患者素体脾胃虚弱，脾失健运，运化失司，湿、热、瘀、毒、郁等邪凝滞肠腑，日久成积，终致肠癌，经手术、反复化疗后，元气亏虚，脾胃虚弱更甚，胃气衰败，气血生化乏源，目光无神、面色萎黄、纳差、气短乏力、舌质淡舌体消瘦、脉细弱俱为一派气血虚弱之象，治以健脾和胃，益气养血。

处方：党参20g，黄芪30g，炒白术15g，茯苓20g，炙甘草6g，木香10g，砂仁6g（后下），姜半夏12g，陈皮10g，厚朴10g，紫苏梗12g，当归10g，黄连3g，制吴茱萸

3g。共 7 剂，水煎服，1 天 1 剂，早晚饭后温服。

医嘱：避免服用肥甘滋腻、大补碍胃之品，以脾气健运为宜。

2019 年 10 月 13 日二诊：诉乏力、纳差较前好转，无诉反酸，偶有嗳气、腹胀不舒，伴夜寐欠安，伴多梦，舌质淡，苔薄白，脉细弱略弦。患者仍感乏力、纳差，为脾胃气虚表现，近来诉嗳气、腹胀，伴夜寐欠安、多梦，可见土虚木乘之象。辨证属脾虚肝郁，治以健脾疏肝，益气安神。因"效不更方"，予原方去黄连、吴茱萸，加夏枯草 10g，郁金 12g，远志 10g，石菖蒲 10g。并嘱调畅情志，避免忧思过度，保持乐观心态。服药结束后复查血常规正常，并顺利完成化疗，后随访至今，病情稳定。

按语： 脾胃亏虚贯穿大肠癌病变始终，本案初诊证属气血亏虚，追本溯源，为脾胃亏虚之因，治当健脾和胃，益气养血。方用香砂六君子汤加减。方中党参和黄芪益气生血，炒白术、茯苓、炙甘草、木香、砂仁、姜半夏、陈皮理气畅中、扶脾治本，加厚朴、紫苏梗理气通腑、调达气机，合当归补血活血，患者久病气郁，肝木克土，胃失和降而见反酸，加黄连、制吴茱萸清肝和胃降逆。二诊时新添不寐之证，加郁金、远志、石菖蒲芳香通窍，解郁安神，并予半夏、夏枯草，阴阳调和而安眠。综观全方，始终以顾护脾胃为第一要义，围绕西医治疗展开，达到增敏、减毒的作用，并改善患者生存质量，延长生存期。

案例二： 刘某，男，68 岁。2020 年 4 月 26 日来院就诊。患者 2016 年 7 月因"反复腹泻伴便血 7 年余"，至当地医院就诊，查肠镜提示"结肠占位"，另辅助检查提示"肝转移"，遂行"乙状结肠癌姑息性手术"，术后病理检查示"腺癌，溃疡型、中－低分化，穿透肌层至浆膜下层，神经被膜侵犯，未见脉管侵犯，切缘阴性，肠周淋巴结见癌转移（LN2/20 枚）"，病理分期为"pT3N1bM1aIVA 期"，术后予"XELOX"方案化疗 6 次，其后以"卡培他滨片"维持治疗一年。2017 年 12 月 2 日查上腹部增强 MRI 提示"肝内多发转移瘤较前增大"，行"西妥昔单抗针 +FOFIRI"方案治疗 3 次，2018 年 3 月 8 日查 PET-CT 提示"肠癌术后，吻合口周围未见异常增厚，FDG 代谢未见异常；肝转移化疗后，肝左右叶低密度影伴 FDG 摄取增高，考虑肿瘤仍有活性"。2018 年 3 月至上级医院就诊，在全麻下行"复杂肝癌切除术"，术后病理检查示"考虑中分化腺癌，乙状结肠来源"。术后因体质欠佳，门诊不规律随访，未再行专科治疗。2020 年 4 月 8 日至我院门诊，检查示"癌胚抗原 4012μg/L，糖类抗原 1991406ku/L"，PET-CT 检查示：①肠癌术后，术区未见明显软组织肿块影或糖代谢异常增高灶；②肝脏多发团块、结节，糖代谢异常增高，提示转移瘤；③右侧锁骨胸骨端、T2 椎体多发局灶性糖代谢增高，T2 椎体溶骨性破坏，提示转移瘤；④两侧颈部 IV 区及膈上前组淋巴结代谢增高，考虑转移。2020 年 4 月 15 日行"贝伐珠单抗针 +FOFIRI"方案治疗，化疗后自诉曾出现白细胞减少（具体不详），予升白针对症后好转，因化疗时胃肠道反应明显，拒绝继续化疗。初入诊室时，患者眉头紧锁，主诉纳差乏力，头晕眼花，口干欲饮，善太息，偶有恶心，伴腹胀，大便时干时溏，伴脘腹坠胀感，夜寐欠安，易醒，伴多梦，舌淡红，苔薄，脉细弦。西医诊断：乙状结肠癌伴多发转移。

中医辨证为肝脾不调。患者大肠癌晚期，历经 2 次手术及多次化疗，脾胃气虚，纳差、乏力、头晕眼花及脘腹坠胀感俱为脾虚气陷的表现。因久病脾虚，反侮肝木，另因"恐癌"情绪困扰，肝郁气滞，表现为眉头紧锁、大便时干时溏、善太息、脉弦等症。治以补中益气，疏肝解郁。

处方：黄芪 30g，党参 20g，炒白术 15g，升麻 10g，柴胡 10g，当归 10g，陈皮 6g，姜半夏 10g，炒白芍 10g，枳壳 10g，焦三仙各 15g，麦冬 12g，五味子 10g，莪术 12g，八月札 15g，徐长卿 15g，酸枣仁 15g，炙甘草 6g。共 14 剂，水煎服，1 日 1 剂，早晚饭后温服。

医嘱：保持情绪调畅。

2020 年 5 月 17 日二诊：患者诸症较前均有好转，仍有乏力，脘腹坠胀感，大便时干时溏，详细辨证后认为仍属肝脾不调证，均继续守方治疗。

2020 年 6 月 7 日三诊：药后症减，诉纳差乏力较前好转，无头晕眼花，无明显脘腹坠胀感，就诊时眉头舒展，偶有腹胀，伴反酸，伴口干，大便质软不成形，日解 2～3 次，自行予艾司唑仑片口服后夜寐尚可，舌淡红，苔薄白，脉细弦。经治疗，肝脾渐调，故纳差乏力好转，无头晕眼花。患者仍有纳差、乏力，脾胃亏虚仍为主证，治以健脾疏肝，辅以抗癌散结。

处方：黄芪 30g，党参 20g，炒白术 15g，茯苓 20g，陈皮 6g，姜半夏 10g，炙甘草 6g，麦冬 12g，五味子 10g，莪术 12g，八月札 15g，徐长卿 15g，露蜂房 10g，藤梨根 15g，蜈蚣 1 条，浙贝母 12g，海螵蛸 20g，谷麦芽各 15g。共 14 剂，水煎服，1 日 1 剂，早晚饭后温服。此后患者不定时来院复诊，诉食眠便均可，一如常人。

按语： 患者大肠癌伴多发性转移，经反复化疗后正气亏虚，脾胃升降失常，脾气下陷，气虚郁滞，故首诊治以补中益气，疏肝解郁。方予补中益气汤合四逆散加减。方中黄芪补中益气，升阳固表，配伍党参、炒白术补气健脾，当归养血和营，姜半夏降逆止呕，陈皮理气和胃，少量升麻、柴胡升阳举陷，炙甘草调和诸药为使药，并加四逆散调和肝脾，麦冬、五味子养阴生津，清心安神，润燥相济，莪术、八月札、徐长卿行理气活血之功。二诊之后脾气渐复，肝气得舒，因畏惧化疗副反应，多次劝说后仍坚持拒绝化疗，改六君子汤加减培补脾胃，浙贝母、海螵蛸制酸护胃，谷麦芽健脾开胃，露蜂房、藤梨根联合抗瘤化瘀，蜈蚣解毒散结，又引诸药入肝经。蔡教授指出患者肿瘤晚期姑息治疗，抵触西医学治疗，要求中药治疗，可采用扶正、祛邪并用，积极控制症状，提高生存质量，延长生存期。

（叶婉纯）

八、从中焦论治不寐

不寐是指由于入睡困难或睡眠维持障碍导致人体睡眠时间、深度的不足，表现为入寐难，或寐而不酣，时醒时寐，或醒后难以再次入寐，重则彻夜不寐。临床上以心肾不交型最为多见，以心烦多梦，日夜不能安眠为主要症状。针对此证型，临床治疗上多以"温肾水、泻心火"而成滥觞。蔡教授为国家级老中医药专家，从事中医临床、科研相关工作50余年，深谙经典，在治疗不寐方面有丰富和独到的经验。临证中蔡教授认为心肾上下交损之际，当治其中，故诊治不囿于心肾，把握整体，从中焦脾胃论治，并运用经方化裁组合，屡获奇效。笔者有幸侍诊蔡教授，现将蔡教授治疗不寐经验整理如下，与同道共飨。

（一）病因病机

1. 心肾不交与不寐

心肾同属少阴，心居于人之上位，为君主之官，为火脏而属阳；肾居于人之下位，为先天之本，其为水脏而属阴。正常情况下，心火受心阴牵制，化气下蛰而助肾阳，以温肾水，使肾水不寒；肾水受肾阳鼓动，化气上济心阴而制心火，防其独亢。蔡教授指出，心肾不交的核心病机是心火过热上亢，肾水过寒则趋下，火炎于上而水趋于下，水火背道而驰，交通无路，从而心肾的阴阳平衡失调，导致心神失养，进而出现失眠、心烦、多梦等症状。

2. 中焦脾胃与心肾不交

脾胃坐镇中焦而居土位，生万物而法天地，是为后天之本。五脏之精华，悉赖于脾胃纳化，后天脾胃纳化水谷精微，以养先天之肾精而固根本，使肾之阴阳互生互长，肾精得养后上济心阴，故心血生化充足，心主神志功能得以正常发挥。因此心肾皆须赖中焦脾胃以充养，脾胃健运，则心肾阴阳调和，水火得以相济而寐安。如唐容川言："水火两脏皆系于先天，人之初胎，以先天生后天，人之既育，以后天生先天，故水火二脏皆赖于脾。"

中焦是人体半上半下的枢机。脾主升胃主降，肾水借太阴脾之所升而升，心火倚阳明胃之所降而降，因此中焦脾胃为心肾交泰、水火共济之枢纽，起沟通上下的重要作用。若脾胃相和，气机调畅，升降有序，则心肾水火阴阳上下协调，夜卧神安。正如《四圣医源》所言："脾升，则肾肝亦升，故水木不郁，胃降，则心肺亦降，故金火不滞，火降则水不下寒，水升则火不上热，平人下温上清者，以中气之善运也。"

如若中焦脾胃功能异常，则人体阴阳、水火气机升降失序，心肾不得相交而产生不寐。自古医家便对中焦脾胃对睡眠的影响做了详细的研究及概括。不寐的病理变化总属阳盛阴衰，阴阳失交。脾为太阴湿土，喜燥恶湿，燥则清气上升；胃为阳明燥土，喜润恶燥，润则浊气下降。脾胃同居中土，持中央以运四旁，为气血生化之源，一阴一阳，一脏一腑，一清一浊，一升一降，上通下达，斡旋阴阳，是人体气血、阴阳、气机升降出入之枢纽，气机升降有道，阴阳交合，使机体正常活动。若脾胃不和，升降功能失常，气机逆乱，阳不入阴，神不内舍，阴阳失和而不寐。

（1）脾胃化源不足，气血失调

《黄帝内经》云："人以水谷为本。""人以胃气为本。"脾胃为后天之本，气血生化之源。脾主运化，胃主受纳腐熟，升清降浊输布水谷之精微。食物经脾胃受纳运化，化生水谷精气。营卫之气均源于脾胃所化生的水谷精微。营气者，贯五脏络六腑，行在脉中，能化生血液和营养全身。卫气者，循皮肤、分肉之间，熏肓膜，散胸腹，出于上焦，行在脉外，能温煦肌表、充养肌肤、抵御外邪。《灵枢・营卫生会》说："营卫之行，不失其常，故昼精而夜瞑。"卫气与营气是影响睡眠的重要因素，营卫二气，阴阳相交，循环往来，形成了寤寐之枢机。阴阳跷脉主一身左右之阴阳，阴平阳秘，神有所依，寤寐自如。阴阳跷脉的脉气推动营卫二气运行。白天卫气行于脉外，阳气充盛，则阳跷脉盛，阳盛则昼精；夜晚卫气行于脉内，阴气充盈，则阴跷脉盛，阴盛则夜寐。若脾胃运化失常，营卫乏源，运行停滞，卫气阳不得时出，阴不得时入，阴虚阳盛则目不瞑。脾主运化，化生营气，以营化血，以营养意。《素问·八正神明论》云："血气者，人之神。"血是神的物质基础，是精神活动的载体。《灵枢·平人绝谷》曰："血脉和利，精神乃居。"人体营血充盛，脉道通利，血液运行正常，精神得以充沛，神得其养安于舍而和其寐。《景岳全书·不寐》云："无邪而不寐者，必营气之不足也，营主血，血虚则无以养心，心虚则神不守舍。"营血亏虚，心神失养，心神不安而不寐。《难经集注》云："脾藏意与智，意主所思。"意是人体精神活动的一种状态，意为五神之一，由后天脾胃所充养，也与心神支配有关。思是机体精神活的体现，主要表现为思维、思考、思虑，是"意"的外在表现形式，是脾主气机之枢在情志方面的体现。《灵枢·本脏》曰："志意者，所以御精神，收魂魄，适寒温，和喜怒者也。"人的志、意能够统帅人的精神情志活动。志意安和，精神内守，则五脏安定，神自安。《诊脉三十二辨》曰："思虑则意舍不宁。"脾藏营，营舍意，脾主思，思虑则意舍不宁。思虑过度，气机升降失常，脾气郁结，运化失职，营血亏虚，脾意失养，脾意不入舍而不寐。

（2）宿食痰火内停，邪热扰神

《医学心悟·不得眠》曰："不得眠，阴阳皆有之，其狂乱不得眠者，阳明胃热故也。"脾胃同处中宫，司运化，主受纳。胃主通降，为水谷之海，宜实不宜满，宜泻不宜藏。若暴饮暴食，宿食内积、情志失常、痰热内扰引起中焦运行失常，气机阻滞，清阳与浊阴逆位，浊气上扰心神则产生失眠。《素问·厥论》言："腹满腹胀，后不利，不欲食，食则呕，不得卧。"若饮食不节，致脾不运化，胃无以受纳腐熟，脾胃失和，气机阻滞，清气不升，浊气不降，心窍不通而脘腹胀满不舒，夜难成寐。《医学心悟·不得卧》云："有胃不和卧不安者，胃中胀闷疼痛，此食积也，保和汤主之。"食积所致的胃脘不安，宜消食化积，积自去，气亦通，脾胃和，神自安。《类证治裁》亦云："盖胃气主降，若痰火阻痹则烦扰不寐也。"饮食不节或嗜食辛辣之物，而致脾胃运化失利，中州不畅，燥湿不得，酿生痰饮，阻滞气机，蕴积生热，痰热内扰，胃腑失和，通降失调，痰火之邪随胃气上扰心神，而致不寐。肝主疏泄而调畅气机藏血，为气血运行之枢机。脾胃升降运化有赖于肝之疏泄。若情志不遂，肝失条达，肝气郁滞，肝木乘土，脾胃功能受损，胃失和降，气机阻滞，神魂不安，无法入眠。

　　蔡教授根据自身长期实践，临证将其病因病机化简归纳为三方面：①痰湿阻滞、升降失和。患者多因饮食无节，或嗜贪酒饮，或喜食肥甘，或情绪怫郁、木郁乘土，进而损伤脾胃，痰湿内生，壅滞中焦，致使脾不升阳、胃不降浊，中焦斡旋不利，妨碍心肾交泰而寐不安。②气血亏虚、心肾无资。患者多因饥饱无常，或恣食生冷，或诸病劳损，而致后天脾胃虚弱，纳化失常，气血资生乏源，心肾无以得资而难上下沟通，发为不寐。③寒热虚实错杂、气机逆乱久病。患者往往上下俱损，虚实夹杂而难愈，寒热互结于中焦，枢机不畅，水火交通受阻，浊阴扰乱心神所致。

（二）治疗经验

1. 中焦论治不寐之源流

从中焦脾胃论治失眠最早见于《黄帝内经》。《灵枢·邪客》曰："夫邪气之客人也，或令人目不瞑，不卧出者……饮以半夏汤一剂，阴阳已通，其卧立至。"详细分析了脾胃影响人类睡眠的机制。脾胃为中土，后天之本，气血生化之源，营卫之气皆来源于脾胃所化生的水谷精微之气；若中土失运，积湿生痰，痰湿阻滞气机，胃失和降，气机上逆，导致"阳明逆不得从其道"而发不寐。方用半夏秫米汤能燥湿化痰，调气和胃，交通阴阳而安神。后世医家多结合本段理论来探讨"胃不和则卧不安"，从而使调理脾胃成为治疗失眠的重要治则治法。后世医家在此基础上对于脾胃所致失眠都多有展开论述。如张仲景认为，"人受气于水谷以养神，水谷尽而神去"。神依赖脾胃水谷之气的养护，水谷之气源于脾，若脾气衰，水谷绝，神无以养，神不归舍而不寐。巢元方的《诸病源候论·食伤饱候》曰："夫食过于饱，则脾不能磨消，令气急烦闷，睡卧不安。"饮食不节损伤脾胃，导致胃腑不和，升降失常，腑气不通，浊邪内扰而睡眠不安。《太平圣惠方》曰："胃气亏乏，不思饮食，四肢少力，心神烦闷，不得睡卧。"久病伤胃或脾胃素虚而致使中阳虚衰，胃络失温，脾失健运，水饮内停，心神失养，脾胃失和而不寐，用理中汤来益气和胃安神。金元时期，李东垣提出"百病皆由脾胃伤生"，这对指导后世从脾胃论治失眠等疾病有很好的临床意义。朱丹溪在《症因脉治·不得卧论》

中把失眠的病因归结为"胃强脾弱，疾饮内停，中焦气滞"，提出用二陈平胃散、导痰汤、滚痰丸等化痰和胃剂治疗失眠。至明代，确立了不寐这一病名。张景岳《景岳全书·不寐》言："不寐证虽病有不一，然惟知邪正二字则尽之矣。"不寐多由邪实正虚所致，故临床治疗当首辨虚实。若劳倦伤脾，营气亏虚，气血俱虚，心神失养，方以归脾汤或寿脾煎补益心脾，养血安神；若宿食痰浊内停，胃腑不和，气机升降失常，浊邪扰神，宜用温胆汤来消食和胃，宽中安神。林珮琴《类证治裁》中说："思虑伤脾，脾血亏虚，经年不寐。"指出脾藏营，营舍意，脾主思，思虑则意舍不宁；思虑过度，气机升降失常，脾气郁结，运化失职，营血亏虚，脾意失养，脾意不入舍而不寐。综上所述，脾胃致失眠之病机繁多，但不外于虚实二端。虚者脾胃虚弱生化乏源，营卫不和，气血亏虚，神无以所养而不寐。实者痰浊饮食积滞胃腑，情志失调，升降失常，胃失和降扰乱心神而不寐。

2. 蔡教授治疗不寐经验

（1）注重化痰，调畅枢机

实证患者常因食积、气滞等有形实邪滋生，致使中焦脾胃纳化失权，水反为湿，谷反为滞，湿聚为痰，痰湿相困，影响脾胃气机，进而心肾失交，故心烦不寐同时多伴见身体困重，腹胀脘闷，大便溏滞，舌苔厚腻，脉滑或濡等表现。蔡教授认为见症当治其中，以祛湿化痰，恢复中焦脾胃正常升降气机为要，同时针对痰湿形成原因而兼施以消食、行气、解郁、泻热等法，全面兼顾病情，方可上下俱调。治疗以经方半夏厚朴汤、枳术丸合方加减为主方。半夏厚朴汤源自《金匮要略》，其曰"妇人咽中如有炙脔，半夏厚朴汤主之",原多用于痰气互结交阻于咽中之梅核气。蔡教授根据其方药具有辛开痰郁,宣理气机的特点,将其引申运用,通过调畅中焦脾胃枢机而治疗不寐。方中半夏散结化痰、降逆和胃,厚朴燥湿消痰、下气除满,协同半夏化痰之力。蔡教授于原方中茯苓易为茯神,渗湿健脾,亦可安神;改苏叶为苏梗,加强宽中和胃作用,佐以生姜,既能散郁结又可消痰涎。枳、术联用最早亦见于仲景经方,蔡教授在此基础上发挥,用枳壳替枳实,取其性缓行气而不伤正,炒白术健脾醒胃,并根据实际虚实侧重而调整二者用药比例。两方合用消而不峻,补而不壅,化痰消痞、健脾和胃而使中焦枢机得转,心肾得交。若见食滞重者,蔡教授喜用鸡内金、谷麦芽等健胃消食;情志不畅而气滞者加郁金、合欢皮之辈疏肝解郁而安神;湿蕴化热而见口苦,舌苔黄腻者,则加用竹茹、滑石等清热利湿化浊之品。

(2)补气养血,建中为要

脾胃配位中央,长养四脏,心肾阴阳的沟通协调赖以中焦纳化水谷精微的辅助,若诸病致脾胃衰惫,气血亏耗,营卫化生匮乏,则心肾失养,无力交感而成不寐。此证患者多伴随心悸多梦,面色萎黄,倦怠懒语,纳呆,大便稀等气血两虚之像。蔡教授崇仲景建中思想,认为上下虚损,当调补脾胃气血而治本,脾胃既旺,水谷精微四布,机体生机恢复,心肾得资,自然相通。故针对此证予黄芪建中汤合桂枝甘草龙骨牡蛎汤加减以求益气养血,调和阴阳。《金匮要略·血痹虚病》谓"虚劳里急,诸不足,黄芪建中汤主之。"蔡教授方中重用黄芪补中养血,饴糖益阴补虚,桂枝、芍药、甘草、姜、枣合为桂枝汤,其非功专解肌,用在其间是以交通阴阳而守中，如《金匮要略心典》中言"桂枝汤……内证得之，为化气和阴阳"。主方中佐加龙骨、牡蛎，是与桂枝、甘草合方为桂枝甘草龙骨牡蛎汤，为仲景原治心阳虚衰、上下不交之烦躁失眠经典方，蔡教授于此加以延伸，取龙骨、牡蛎重镇之性，敛亢阳下交于肾，桂枝辛甘化阳，升腾阴气而上交于心，动静相伍，阴阳相调。诸药相合，俾中焦得建，谷气得盛，化源得畅，营卫调和，阴阳相协，不寐自然向愈。是方中，若只宥投用甘补，则恐滋腻太过，反作气滞痰凝，加重不寐，故蔡教授常另佐加助运行气之品，如陈皮、香附、鸡内金等，以求补而不滞，气机调畅。

（3）寒热同调，虚实兼顾

蔡教授临床观察发现部分不寐患者尤其老年患者发病时间长，且长期服用镇静安眠药物而产生药物依赖，以致症状迁延反复，而成顽固性失眠，此类型患者往往虚实夹杂，寒热胶结，是治疗的难点所在。叶天士《临证指南医案》中载："某，神伤精败，心肾不交，上下交损。当治其中。"蔡教授亦遵叶桂之法，面对寒热、虚实并存，心肾俱损，病情错综复杂者，选择治在中焦，兼顾上下。脾为太阴，胃属阳明，二者一升一降，一燥一湿，一阴一阳，相互对立而统一，脾胃不和则易寒热互结，枢机不利，升降逆乱，阴阳气不相顺接而不得卧。针对复杂证型，蔡教授以辛开苦降为治疗大法，即将辛温与苦寒两类药物相合投用于中焦，利用其性、味之相异特性来平调寒热，舒达气机，燮理阴阳，虚实共治。方选半夏泻心汤合酸枣仁汤为主方。方中重用半夏，取其辛散宣升开结之用，既健脾和胃、消痞散结，又可交通阴阳，配黄连、黄芩苦寒降逆泄下，干姜温中除痞，参、草、枣补中益气，助斡运有权。酸枣仁汤出自《金匮要略》，其曰："虚劳虚烦不得眠，酸枣仁汤主之。"是方中，酸枣仁可用大剂量，其味酸甘，性平，《本草汇言》中记载其敛气安神，和胃运脾，茯苓易茯神，补虚而助眠；知母苦寒入肾润燥滋阴，川芎辛温活血，二者相配清降与升发并用，可助恢复逆乱之气机。诸药相合寒热同用和其阴阳，苦辛共济调其升降，补泻兼施顾其虚实，以期中气得和，上下得通。临证中，蔡教授根据不同患者寒热、虚实的程度予相应药物及药味剂量加减，灵活施治，以平为期。

（三）案例

案例一：汪某，29 岁，女性，个体经商，平素饮食三餐不规律，常为失眠困扰，月经周期不固定，经量稀少，初诊时见面色萎黄，语声低微，诉反复入睡困难，多梦，常有心悸，纳呆，餐后易生脘痞，大便溏软，手足怕冷，舌淡暗苔白，脉沉细，证属脾胃气血亏虚，心肾无资，治以黄芪建中汤合桂枝甘草龙骨牡蛎汤加减，拟方如下：饴糖 40g（嘱患者自备），黄芪 40g，桂枝 9g，炒白芍 15g，炙甘草 6g，生姜 6g，大枣 10g，龙骨 30g，牡蛎 30g，陈皮 6g，木香 6g，太子参 15g，当归 6g，鸡血藤 30g，六神曲 12g，远志 10g，合欢皮 30g，首乌藤 30g，共 7 剂，分早晚温服。

二诊时诉入寐较前改善，脘痞、心悸缓解，仍有寐浅，食欲不佳，大便偏软，上方去木香，复投以炒谷芽 30g，麦芽 30g，芡实 15g，石菖蒲 10g，酸枣仁 20g。三诊时诉各症状均逐步好转，遂守前方调理月余而愈。

按语：患者长期饮食不规律，饥饱无常，脾胃受损，气血乏源，中州枢机障碍，无力升降水火，故见失眠多梦，手足冷；脾胃虚寒，运化失权故纳呆，脘痞，下注大肠则大便稀溏。心悸，月经量少皆为中焦虚损，上不能济心养神，下不能充盈血海之故。蔡教授综其病机，认为欲调和上下，应当治在中焦，治宜健脾和胃，益气养血，兼以交通心肾，正如尤怡谓："欲求阴阳之和者，必于中气，求中气之立者，必以建中也。"蔡教授选用黄芪建中汤为主方，益气补中而和阴阳，其中黄芪用大剂量，现代研究同样发现黄芪中所含黄芪多糖能增强人外周血单核细胞所分泌肿瘤坏死因子 α（TNF-α）的活性，并促进脑组织 TNF-α mRNA 的表达，有效缩短入睡时间。是方中辅加健运脾土，滋养气血之太子参、当归、鸡血藤等以益之，木香、陈皮、神曲、谷芽、麦芽以行之，参入交泰水火之桂枝甘草龙骨牡蛎汤以通引，使中土振奋，恢复水火交通之路。诸药合用，俾脾胃健、气血充、心火下、肾水固而诸症消失。

案例二：陈某，男，38岁，银行职员。平素压力大，饮食及休息均不规律，喜贪酒饮及肥甘，形体较肥硕，时常伴随失眠，初诊时诉难以入寐，寐则不安，多梦易醒，白天身重困乏，餐后脘痞，不喜水饮，口苦口臭，大便黏滞不爽，舌淡胖多齿痕苔厚腻，脉沉滑。辨证为痰湿阻滞，中焦失运，心肾无交。治以祛湿化痰，升清降浊，半夏厚朴汤合枳术丸加减。处方：姜半夏15g，厚朴10g，茯苓30g，茯神20g，陈皮9g，炙甘草6g，麸枳壳10g，炒白术20g，炒苍术6g，远志10g，石菖蒲10g，六神曲15g，黄连3g，肉桂3g。7剂，分早晚温服。

二诊时诉睡眠、痞满均有明显改善，因工作原因略有焦虑，喜叹息，原方基础上加佛手 10g，醋香附 10g，合欢皮 30g。后调理月余诸症均消。

按语：患者嗜食酒食，耗伤脾胃功能，中焦运化失健，水谷精微不能布散，而使痰湿中生，加之工作压力刺激，致使肝郁不疏，横逆犯胃，木郁乘土，痰湿更甚，致使脾胃升降失序，妨碍心肾交泰而寐不安。故治疗上应首先着手中焦脾胃，化痰祛湿，恢复紊乱之气机，方俾上下沟通，心肾交泰。方中半夏散结化痰、降逆和胃，厚朴燥湿消痰、下气除满，茯苓、茯神渗湿健脾，苏梗、枳术丸宽中和胃作用，佐以生姜，既能散郁结又可消痰涎。此例更予交泰丸滋肾水、降心火，远志、石菖蒲安神定志，平胃散增助祛湿之功，佛手、香附疏肝理气，诸药合用化痰消痞、健脾和胃而使中焦枢机得转，心肾得交。

案例三：曾某，女性，66 岁，退休。顽固性失眠 10 余年，长期需服用右佐克匹隆、唑吡坦每日各 1 片方能入眠，但睡眠质量仍较浅，稍有风吹草动便易醒易惊，醒后难再寐，后上述症状加重，服用西药效果仍欠佳，遂转中医求诊，是证除失眠心烦为主诉外，伴随眩晕、耳鸣、目涩、口中异味感、纳差、腹胀、腰膝酸软、大便溏结不调，舌红苔薄腻，脉细弦。辨证为寒热虚实参杂，脾胃气机逆乱，心肾上下失交。治以半夏泻心汤合酸枣仁汤加减。处方：姜半夏 12g，黄连 3g，黄芩 10g，炙甘草 6g，干姜 5g，党参 15g，酸枣仁 30g，川芎 9g，茯神 30g，知母 6g，谷芽 30g，麦芽 30g，珍珠母 30g，生龙齿 15g。7 剂，分早晚温服。

二诊时诉睡眠维持时间较前加强，腹胀、纳差明显改善，仍诉有入睡困难，耳鸣、腰酸仍存，处方加减后如下：

远志 10g，石菖蒲 15g，郁金 10g，姜半夏 12g，黄连 3g，黄芩 10g，炙甘草 6g，干姜 5g，党参 15g，酸枣仁 30g，川芎 9g，茯神 30g，知母 6g，谷芽 30g，麦芽 30g，珍珠母 30g，生龙齿 15g。继服 7 剂。后上述主症均减轻，右佐克匹隆、唑吡坦均减至 0.5 片，后守方加减 1 年余西药安眠药逐步停用，失眠逐渐治愈。

按语：本例患者属顽固性失眠，寒热错杂，气机逆乱，诸恙迭起，上有心烦、眩晕、耳鸣、目涩、口中异味感，下有纳差、腹胀、腰膝酸软、大便溏结不调，可谓上下交损，病情错综复杂。此时蔡教授分析当治在中焦，方能恢复枢机，上下交泰，心肾始交。故投之以半夏泻心汤以求辛开苦降，斡旋气机，佐以酸枣仁汤安神定志。脾为太阴，胃属阳明。二者体现着一阴一阳，一升一降，一燥一湿，具有辛开苦降作用的半夏泻心汤正与脾胃的特性相符合，方中黄芩伍半夏，一寒一温，辛开苦降，顺阴阳之性而调和阴阳。黄连苦寒助离火（心火）下降，入于坤（脾）土之中，以助神安。半夏既能健脾燥湿、和胃止呕、消痞散结，解决了"胃不和则卧不安"问题，又能有交通阴阳的作用。再配伍酸枣仁、茯神和胃运脾，补虚助眠；知母润燥滋阴，川芎活血行气，远志、石菖蒲、郁金开窍安神，谷麦芽消食助运。诸药共投，辛开苦降，原机活法，恢复脾胃、心肾之正常运行。

（黄佳杰）

九、从中焦论治胸痹病

（一）理论概述

冠状动脉粥样硬化性心脏病指冠状动脉粥样硬化使血管腔阻塞，导致心肌缺血、缺氧而引起的心脏病，其和冠状动脉功能性改变（痉挛）一起，统称为冠状动脉性心脏病，简称冠心病，属于中医胸痹心痛等范畴。

胸痹是指由邪遏胸阳或心脉失养所导致的以胸部闷痛，甚则胸痛彻背，短气，喘息不得卧为主症的一种疾病。轻者仅仅感觉胸闷窒息，呼吸不畅；重者则有胸痛，严重者心痛彻背，背痛彻心，手足逆冷。

胸痹的临床表现最早记载于《黄帝内经》。《灵枢·五邪》指出："邪在心，则病心痛。"《素问·脏气法时论》亦说："心病者，胸中痛，胁支满，胁下痛，膺背肩胛间痛，两臂内痛"。《素问·刺论》又有"卒心痛""厥心痛"之称。在病因病机方面，《素问·调经论》认为"厥气上逆，寒气积于胸中则不泻，不泻则温气去，寒独留，则血凝泣，凝则脉不通，其脉盛大以涩"。说明阴寒内盛，胸阳痹阻，阴占阳位，则心脉凝泣不通，是造成胸痹的主要病机。《灵枢·厥病》将因内外之邪直犯心脉并迅速造成死亡者，称为"真心痛"，谓"真心痛，手足青至节，心痛甚，旦发夕死，夕发旦死"。汉代张仲景的《金匮要略·胸痹心痛短气病脉证治》正式提出"胸痹"的名称，并进行专门的论述。如"胸痹之病，喘息咳唾，胸背痛，短气，寸口脉沉而迟，关上小紧数""胸痹不得卧，心痛彻背"，把病因病机归纳为

"阳微阴弦"，即上焦阳气不足，下焦阴寒气盛，认为乃本虚标实之证，在治疗上，根据不同证候，拟定了瓜蒌薤白白酒汤、瓜蒌薤白半夏汤等9个方剂，以取宣痹散寒，通阳化湿之效，体现辨证论治的特点。宋金元时代有关胸痹的论述更多，治疗方法也十分丰富。如《圣济总录·胸痹门》有"胸痛者，胸痹痛之类也……胸膺两乳间刺痛，甚则引背胛，或彻背膂"的症状记载。《太平圣惠方》将心痛、胸痹并列。在"治卒心痛诸方""治久心痛方"等篇中，收集治疗本病的方剂甚丰，观其制芳香温通、辛散之品，每与益气、养血、滋阴、温阳之品相互为用，标本兼顾，丰富了胸痹的治疗内容。

　　至明清时期，对胸痹的认识有了进一步提高，如对胃痛与心痛的混淆做了明确的区分，《临证指南医案·心痛》曰："心痛、胃脘痛确是二病……亦有因胃痛及心痛者。"如《玉机微义·心痛》中揭示了胸痹不仅有实证，亦有虚证，补前人之未备，总结了前人的经验，提出活血化瘀的治疗方法。如《证治准绳·诸痛门》提出了用大剂量桃仁、红花、降香、失笑散等治疗心痛，《时方歌括》以丹参饮治疗心腹诸痛，《医林改错》用血府逐瘀汤治疗胸痹心痛等。

　　"上下交损，当治其中"，是蔡教授秉承李东垣、叶桂等历代医家的学术观点，在长期丰富的临床经验积累下完善发展出来的。上下俱见虚损病证，应重视后天之本，调治中焦脾胃，治脾治中能治其本而调养上下。脾主运，胃主纳，脾赖气的推动而中运，胃需津液方能消谷，对于具体选方用药，宜从患者实际出发，或益气或养阴，或兼而施之，以恢复脾胃的正常生理功能为宗旨，气阴复则脾胃气旺，水谷精微四布，机体生机渐旺，而良效自然可期。整体观念是中医学的主要特色之一，人体是一个统一的有机整体，脏腑之间存在着生克制化的关系，维持着一个动态的平衡，使得阴平阳秘，生生不息。当脏腑生克制化关系出现异常的时候，阴阳也失去了平衡，百病由生，而且往往一脏有病，牵及他脏或多脏。面对错综复杂病机，蔡教授往往采用"上下俱病当取其中"的治法，对临床病机复杂的冠心病的治疗也是如此，这也是蔡教授多年行医实践和思辨积淀的结晶。

多年来，对冠心病的致病因素，包括脏腑的气、血、阴、阳的亏虚及气滞、寒凝、痰浊、瘀血等方面进行了许多卓有成效的研究。但同时，湿邪在冠心病发病中的作用尚未引起足够的重视。随着人们生活水平的提高，生活方式的改变，大气污染的严重，与湿有关的冠心病有逐渐增多之趋势。朱丹溪认为："六气之中，湿热为病，十居八九。"叶天士也说："湿邪害人最多。"湿病及与湿有关的证候，如寒湿、湿热、风湿、暑湿、痰湿、湿瘀等，存在于中医的临床各科之中，在冠心病中也可见到。《金匮要略·胸痹心痛短气病脉证治》所记载的治疗胸痹的"茯苓杏仁甘草汤""薏苡附子散"实际上就是用醒脾化湿法、散寒除湿法论治冠心病。

近年来，有关活血化瘀法治疗冠心病的研究取得了令人瞩目的成绩，获得了很好的疗效，但活血化瘀法并不能涵盖所有冠心病的治疗。感受湿邪导致体内津液代谢失常，水液停滞于体内某些部位产生"湿郁"，"湿郁"干扰血脉的正常运行从而产生痰浊、瘀血。湿性弥漫，痰性阻滞，由湿到痰到瘀是一个病变由轻浅逐渐加重的病理过程，湿邪是产生痰浊、瘀血的重要致病因子之一，可以说化湿即是化瘀，在瘀血形成之前运用化湿法治疗冠心病实际上是将冠心病的治疗位点前移，更能体现中医"治未病"的思想。

蔡教授熟读历代医家医书，在给吾辈讲解时引经据典，比如《金匮要略》中所记载治疗胸痹的"茯苓杏仁甘草汤""薏苡附子散"实际上就是用醒脾化湿法、散寒除湿法论治冠心病。《临证指南医案・胸痹》记载："脉弦，胸痹痛，欲呕，便结。此清阳失旷，气机不降……薤白三钱，杏仁三钱，半夏三钱，姜汁七分，厚朴一钱，枳实五分。"这个病案上焦清阳不升，乃中焦胃失和降，气滞湿阻于上焦所致。治用薤白、半夏宽胸通阳去湿，杏仁宣通肺气；姜汁、厚朴、枳实暖中下气，调理脾胃，全方使中阳得复，胃气下降，湿气外排，则上焦之痹自通。喻昌《医门法律》说"胸中阳气，如离照当空，旷然无外，设地气一上，则窒塞有加，故知胸痹者，阳气不用、阴气上逆之候也"。《临证指南医案・胸痹》注亦指出："若夫胸痹者，但因胸中阳虚不运，久而成痹。"根据前人的理论支撑，胸中阳气按《黄帝内经》古义当为肺气为主，肺属金而朝百脉，脾胃属土，后天通调则精力充沛，身体健康；脾胃一衰，则肺失所养，百脉失养，诸病丛生。故《素问・经脉别论》"食气入胃，浊气归心，淫精于脉""饮入于胃，游溢精气，上输于脾。脾气散精，上归于肺"亦说明此意。由此可知，肺气实赖脾胃之健运，脾胃为之源头，调理脾胃即所以调理肺气而振胸阳。宋代《圣济总录》明确指出"脉痹不已，复感于邪，内舍于心，是为心痹"。亦即风、寒、湿三种邪气均可导致心痹，湿邪是心痹的主要原因之一。李中梓《医宗必读》注释说："《经》曰：'心痹者，脉不通，烦则心下鼓'，闭而不通病热，郁而为涩，涩成则烦，心下鼓动。鼓者，跳动如击鼓也。"认为无论感受何种外邪，只要邪气内传就可以使得心脉痹阻不通，郁而化热，水液不得通调产生痰湿之证。《灵枢·贼风》说："此皆尝有所伤于湿，气藏于血脉之中，分肉之间，久留而不去。若有所堕坠，恶血在内而不去；卒然喜怒不节，饮食不适，寒温不时；腠理闭而不通，其开而遇风寒，则血气凝结，与故邪相袭，则为寒痹。""此"在原文中指"卒然而病"，也就是急性疾病，纵观全文，应该是急性的心脑血管病或外周血管疾病。之所以会得这类疾病都是"尝有所伤于湿"，即被湿邪所感。这样机体无以祛邪外出或没有得到及时的治疗，病邪就"藏于血脉之中，分肉之间，久留而不去"而伏藏于体内。这里的"若有所堕坠，恶血在内而不去"和"卒然喜怒不节，饮食不适，寒温不时……则血气凝结，与故邪相袭，则为寒痹"说明体内瘀血所产生的原因，即在湿邪不去的基础上如果遭受外伤或者生活无规律，又或者再次感邪，就会使得血液凝结而产生瘀血，瘀血再与湿邪相合产生痹病。胃气不足，运化水湿的功能减弱，易生内湿，痹阻心脉，而致心痹。《素问·五脏生成》提出："赤、脉之至也，喘而坚，诊曰有积气在中，时害于饮食，名曰心痹，得之外疾，思虑而心虚，故邪从之。"认为心痹的病因不仅是外感误治或失治的邪气内传痹阻，又不只是内脏虚乏，而是二者兼有的虚实夹杂证，即因思虑气结伤及脾胃，使得气血化生不足造成心气虚乏为外邪所乘，正邪交争于胸膈而导致气喘及心下坚满的症状。

根据历代医家从湿论治胸痹，中医认为湿邪的产生，脾主运化为原动力，脾弱则湿浊内生，久之则瘀血自成，湿瘀互结，外堵肌腠，内伤筋络，阻遏气机，痹阻胸阳，发为胸痹，初期影响关节筋骨，后由脉累及心，出现心悸，心胸憋闷，疼痛等胸痹症状。脾失健运是湿瘀互阻的病理基础，脾司气机升降，主水液运化，痰瘀湿浊内生，肝肾阴虚阳亢，脏腑功能失调，无不与脾失健运相关联，而"湿"可为脾胃损害之因，久滞中宫，致脾失健运；又可为脾失运化之果，虚久湿浊内生，衍生他变。

基于上述理论及临床实践，蔡教授认为冠心病脾失健运是其病理基础。胸痹总的病因病机是胸中阳气虚衰、邪气乘虚入侵阳位、痹阻气机。胸痹发病之关键在于胸中阳气虚衰，邪气乘虚入侵阳位，痹阻气机；然胸中阳气，又名宗气，而脾胃为宗气之源，人体后天之大本，五脏六腑均禀脾胃之气，故蔡教授认为胸痹的发生、发展、转归、预后取决于脾胃的功能状态。脾胃为气血生化之源，位居中焦，为气机升降之枢纽，亦为运湿化痰的主要脏器。若肥甘无度，饥饱不调，情志过劳，劳役过度，致使脾胃损伤；脾虚不运则湿浊上蕴胸中，肺气不振，血脉闭塞不通，水湿克心，于是本虚标实之胸痹生焉。

冠状动脉粥样硬化性心脏病属于中医"胸痹""心痛"范围。其病位在心，涉及肺、脾、胃。脾为后天之本，气血生化之源，胃是水谷之海，六腑之大源。李东垣提出："夫饮食入胃，阳气上行，津液与气，入于心，贯于肺，充实皮毛，散于百脉。"这不但说明了宗气具有贯心脉推动血液循环的重要功能，而且宗气的充沛也赖于脾胃功能的正常。若脾胃失调，运化无权，则宗气匮乏，推动无力，轻则血运不畅，重则"宗气不下，脉中之血，凝而留止"。唐容川曰：
"食气入胃，脾经化汁上奉心火，心火得之，变化而赤，是
之谓血。"若脾胃功能失职，化源不足，血不奉心，必致脉
道不利，而见胸闷、憋气等表现。脾胃失运，不能化生水谷
精微以生气血，则宗气匮乏，久则心阳虚衰，心脉失养，不
荣则痛；脾主运化，脾虚不健，酿湿生痰，湿浊中阻，积久
生痰，痰浊上逆上犯心君，阻滞心脉，则胸阳痹阻；于是本
虚标实之胸痹生焉，治心辨脾胃，治病必求本。所以脾胃运
化失常贯穿于胸痹的发生和病程演变的全过程。结合西医学
观点来看，高脂血症是冠心病形成的重要危险因素，胃肠功
能紊乱可以导致脂类物质代谢障碍。而蔡教授认为高脂血症
是"病在血液，其源在脾"，提出血脂异常多责之脾胃布精
运化失常，湿、浊、痰、瘀相互搏结。

　　脾胃损伤病因主要包括：①饮食失调或不节：如嗜食肥
甘厚味，或暴饮暴食，伤及脾胃，困遏脾阳，导致中土失
健，脾气不运。②药物损伤：临床上许多患者长期服用冠心
病二级预防药物，如阿司匹林、硫酸氢氯吡格雷等药物，对
胃黏膜有一定的刺激作用，会加重脾胃损伤。

　　在胸痹初起时以外感湿邪为主就应该解外，即使已经入
里可效仿叶天士《温热论》中"透营转气"的方法使之外
透，以免内陷；对于内伤的部分也不容忽视，立法上应该以
补助胃土为主，从调理脾胃的角度治疗胸痹。治疗胸痹应注
重健脾益气、活血化痰，治瘀血痰湿形成之因，则应化湿祛
痰、调理脾胃，因此健运中气法，可采用香砂六君子汤、丹
参饮合方化裁；调脾养血法，可采用归脾汤加减；醒脾化湿
法，可采用三仁汤、藿朴夏苓汤加减；健脾涤痰法，可采用

小陷胸汤、黄连温胆汤加减。在胸痹的治疗中应以调补肝肾、脾胃为根本，湿瘀互治贯始终。所以治胸痹时，应注重祛湿化浊，治疗胸痹不能只依据"不通则痛"的道理，不能仅着眼于心脏本身，单纯地予以攻逐、疏通，而应从疾病产生的源头抓起，辨证求因，审因论治。从调理脾胃入手，脾胃功能失常是本，湿、浊、痰、瘀痹阻不通是标，标本兼治，才是治病求本之法。

（二）案例

案例一：李某，男性，62 岁，患有冠心病多年，长期服用降血脂药。2015 年 3 月 12 号第一次就诊。诉胸闷、心悸 10 余年，胸部闷满，近 1 周劳累后出现心前区隐痛，持续 2～3 分钟，休息后可缓解，伴有腹胀，夜寐欠安，口干不欲饮水，口中黏腻，胃纳可，小便多，大便溏，舌紫暗苔根部腻，脉细滑。诉甘油三酯、低密度脂蛋白偏高，心电图示窦性心律，房性早搏，部分导联 T 波低平、倒置。诊断为"胸痹"，拟以化痰、健脾为主，兼活血化瘀，采用小陷胸汤、黄连温胆汤加减。

处方：黄连 5g，麸炒苍术 10g，生薏仁 30g，全瓜蒌 250g，郁金 10g，竹茹 10g，陈皮 10g，茯苓 15g，炒枳壳 15g，法半夏 12g，甘草 6g，丹参 15g，温山药 20g，酸枣仁 15g。7 剂。

二诊：服药后未再有心前区隐痛发作，胸闷较前缓解，夜间睡眠较前改善，仍有心慌心悸，背稍胀，纳可，口干好转，舌暗红，苔腻减轻，夜寐好转，脉弦细涩。

处方：黄连 5g，麸炒苍术 10g，生薏仁 30g，丹参 15g，枳壳 15g，酸枣仁 15g，陈皮 10g，茯苓 15g，温山药 20g，白扁豆 10g，炙甘草 5g。7 剂。

三诊：服药后胸闷心慌有所减轻，口中黏腻减轻，纳可，夜寐好转。舌体偏暗红苔薄白，脉弦。

处方：黄连 5g，麸炒苍术 10g，生薏仁 30g，丹参 15g，枳壳 15g，酸枣仁 15g，陈皮 10g，茯苓 15g，温山药 20g，白扁豆 10g，炙甘草 5g。继服 7 剂后复诊，患者诸症减轻，嘱如有不适，随诊治疗。

按语： 中医学中的"痰湿"病机与西医学中的"炎症""血脂"的形成类似，脾虚失运形成了痰湿的病理体质。《景岳全书》云："夫人之多痰，悉由中虚而然。""然则痰之与病，病由痰乎？痰由病乎？"古代医家提出的"肥人多痰""百病多由痰作祟"，及《丹溪心法》说"痰之为物，随气升降，无处不到"，均阐述了痰湿的特性，可因病生痰，也可因痰致病，痰湿既是疾病的病理产物，也是引发新病的致病因素。痰在动脉粥样斑块发生、形成与演变中处于核心地位，应以化痰为主，或兼以活血，或兼以调气，或兼以清热，或兼以温寒，或兼以补益。动脉粥样硬化斑块可类比中医的"痰"邪，痰伏脉道，既可蕴而化热，又会妨碍气机，血行不畅，滞而为瘀。胸痹之病，正虚为本，邪实为标。正虚责之于脾气胃津亏虚，邪实责之于湿邪痰浊。瘀血本不自生，乃因于正虚邪犯，然后成瘀，瘀成而胸痹生。故痰湿是胸痹的关键致病因素。胸痹的治疗活血化瘀固然重要，但更重要的是治病求本，防微杜渐。治瘀血形成之因，则应祛痰，治"痰"形成之因，则要调理脾胃，故胸痹治则应以化痰健脾为主，兼化瘀，并随临证灵活化裁。针对"脾虚"，常用香砂六君子汤加减，用太子参，取其温和补益脾气，以免补气太过炼津成痰化火，常选健脾同时化痰或燥湿的药物，如苍术、白术、茯苓等。对于"痰"而常用化痰之品，常用性温药物，取其"痰饮当以温药和之"之意，常用黄连温胆汤化裁，黄连、半夏、瓜蒌，佐以调畅气机，药物如陈皮、炒枳壳、郁金等，选用郁金，可针对临证痰郁导致肝失疏泄者；对于痰热明显者，常用竹茹。针对化瘀，常加用丹参、丹皮、红花、赤芍等活血凉血之品。

本例患者胸痹，平素血脂偏高，长期服用降血脂药。用药方旨意在健脾化痰兼祛瘀。一诊方中黄连健脾利中焦湿热，使痰湿无以留滞血脉，泻火解毒之功使痰湿免于内热煎灼成毒瘀。苍术、薏苡仁、瓜蒌、半夏辅助健脾燥湿化痰，竹茹清热化痰祛湿，陈皮理气健脾，燥湿化痰，山药益气健脾，枳壳、郁金调畅气机，丹参活血化瘀，酸枣仁安神，全方着眼于清热燥湿化痰治标，健脾治本，脾健则清升浊降，痰浊自化，清燥则瘀热自消，中焦之气化生精微正常，不溢不余，溢于外则皮肉膏肥，余于内则膏脂丰满，血脉运行通畅，达到预防子（脾）病及母（心）之功。二诊加入白扁豆理气健脾，调中，燥湿化痰。三诊维持主方不变，顾护后天之本脾胃，祛除痰湿之邪。整体思路围绕"痰""虚""瘀"，共奏化痰为主，兼顾化瘀，不忘顾护脾胃，达到标本兼治之效。是乃脾气和，痰无生成之源，瘀自化之。

案例二： 陈某，女，48岁，因胸闷而痛反复发作4月余，加重2周，于2015年5月17日第一次就诊。患者于4个月前因与他人发生口角而出现胸闷气短，心前区疼痛，曾于当地医院就诊，经冠脉造影诊断为冠心病心绞痛。口服消心痛等药维持，效果不著。2周前复因情致不遂上述症状加重，胸痛胸闷，情绪不佳及活动后胸闷痛症状频繁发作，时感胸闷痛、心慌、乏力，睡眠欠佳、睡眠不实，易醒，夜间双脚不自主抽动，头晕，耳鸣已半年，夜间较重，食多胃脘部胀闷感，手、足心热，夜间为著，面色萎黄无华，大便两日1次，不成形，脱发，月经提前6～7天，色淡红，有血块，白带不多，经前乳房胀痛，口唇淡暗，舌质淡暗，边有齿痕，苔薄黄，脉弦细。四诊合参，中医诊断为"胸痹"，拟以健脾利湿，疏肝解郁，采用归脾汤、逍遥散加减。

处方：柴胡12g，太子参15g，茯苓20g，炒薏苡仁30g，当归10g，炒白术15g，黄芪15g，茯苓15g，远志10g，酸枣仁30g，炒白芍15g，姜黄10g，枳壳12g，龙骨30g（先煎），牡蛎30g（先煎），合欢皮30g，石菖蒲10g，生姜3片。7剂。

二诊：药后胸闷痛心慌发作频率减少，乏力、睡眠改善，大便正常，面色萎黄好转，仍有头晕，耳鸣，脱发，时有晨起口干口苦，舌质红，边有齿痕，苔薄黄，脉弦细。

处方：柴胡12g，太子参15g，茯苓20g，炒薏苡仁30g，当归10g，炒白术15g，黄芪15g，茯苓15g，远志10g，酸枣仁30g，炒白芍15g，姜黄10g，枳壳12g，龙骨30g（先煎），牡蛎30g（先煎），合欢皮30g，石菖蒲10g，生姜3片。7剂。

三诊：服药期间胸闷痛仅在情绪不佳时发作，其余时间未见，纳食较前增加，精神状态明显好转。睡眠可，头晕，耳鸣仍有，时有晨起口干口苦，结合其舌质红，边有齿痕，脉弦。

处方：太子参15g，青蒿10g，当归10g，焦栀子8g，茯苓15g，牡丹皮10g，黄芩10g，姜半夏9g，当归10g，炒白芍15g，炒薏苡仁30g，姜黄10g，枳壳12g，生姜1片。继服7剂后复诊，患者诸症减轻，嘱如有不适，随诊治疗。

按语： 蔡教授认为胸痹的病位虽然在心，病机的关键在于心脉瘀阻，但"气为血之帅"，气统帅着血的运行，气行则血行，气滞则血瘀，所以气机的通畅与否对于胸痹的形成起着关键的作用。若情志抑郁，肝胆郁滞，气机不得升降自如，则血行不畅，血脉瘀阻，累及心脉则发为胸痹。脾胃的生理功能失常是本病发生发展的重要原因，饮食不慎、劳倦内伤等病理因素易影响脾胃的运化功能，脾胃耗伤，其生化和运化功能障碍，继而影响心脉之通畅。若脾胃虚弱，清气不升，气血生化乏源，则心脉失养；情志不畅，肝气郁结犯脾致肝脾失调，气血运行不畅，亦可致心脉不畅。脾胃与肝胆的经脉贯通机体内外，肝主疏泄，胆主决断，脾胃居中焦而升清降浊，人生命的维系依靠"脾的健运"来产生水谷精微，人生理功能的维持需要"肝主疏泄"来保持气机的调畅，病邪的入侵需要"脾主运化"产生的卫气来防御，肝脾是人后天维持生命和机能的关键。肝脾两脏在生理上相互促进，在病理上自然会相互影响。无论是肝病传脾，还是脾病传肝，均会导致肝脾同病，故临床上肝气郁滞，木郁侮土，致脾失健运，聚湿成痰，最终致心脉痹阻，发为胸痹较为常见。脾胃功能正常的前提是肝疏泄功能的正常，肝失调达，则中州失运，津液输布受阻，水湿痰浊壅滞，胸阳失舒而成胸痹，所谓"土得木而达""土壅木郁"，故调脾疏肝是胸痹治本之道。肝之疏泄功能无恙，则脾胃升降适度，脾之运化正常，而无胸痹之虞。治疗肝脾同病心痛常用厚朴、枳壳、陈皮，疏理脾胃以利肝胆；用佛手、香橼、香附、柴胡、莪术等疏肝理气以醒脾运脾，即"土得木而达"。

本案患者有与他人口角之病史，此次发病由情志不遂而见心前区闷痛之症，是肝失疏泄，气郁所致。《杂病源流犀烛·心病源流》曰："总之七情之由作心痛，七情失调可致气血耗逆，心脉失畅，痹阻不通而发心痛。"本例患者舌质淡暗，边有齿痕，苔薄黄，提示脾虚内有湿热，其脉弦细，提示肝郁血虚之象。乏力，头晕，食多胃脘部胀闷感，大便不成形，面色萎黄无华等均提示脾虚，运化不利，气血乏源；脾虚，运化失健，聚湿成痰，痰浊中阻于胸，胸阳不展，故见胸闷痛；情绪急躁易怒，月经提前 6～7 天，色淡红，有血块，经前乳房胀痛等提示肝气郁滞。一诊方以归脾汤、逍遥散加减而成。方中茯苓健脾祛湿，化痰利水，茯苓可以行水，又可行湿。湿、浊、痰、瘀最易阻遏气机，影响气血流畅，因此，恢复全身气机的正常流动至关重要。因气滞则湿聚浊停，气顺则湿去浊散，故用枳壳理气行痰，降浊消积。黄芪、太子参、白术补脾益气，薏苡仁健脾利湿，当归补血养心；茯苓、酸枣仁、远志宁心安神；柴胡疏肝解郁，姜黄可行气解郁，合欢皮悦心安神，石菖蒲、远志合用，开窍化痰、安神定志。酸枣仁养心益肝，敛精藏魂，龙骨、牡蛎重镇安神。

二诊患者症状改善，处方不变。肝属风木，性刚而急，喜条达而恶抑郁，若情志抑郁，最易伤肝，郁久则木盛火生。患者表现为口干口苦，舌质红，边有齿痕，脉弦。三诊方中当归、栀子、牡丹皮、茯苓、白芍，取丹栀逍遥散之意，此方在逍遥散的基础上加入牡丹皮、栀子，清肝解郁之力更强。黄芩、姜半夏、枳壳，取蒿芩清胆汤之意。肝胆相表里，肝气郁滞势必会影响胆之疏泄，而致胆胃失和，中州失运，湿浊内生。郁火与湿浊上犯清空而有头晕诸症。故以蒿芩清胆汤清胆利湿，和胃化痰，使肝郁得解，胆胃相和，中州健旺，清升浊降，气机宣通，心气畅达，胸中痹塞之患自除。

案例三： 患者，男，63 岁。胸闷痛 1 年余。2016 年 12 月 8 日初诊。自诉 1 年前因劳累后出现胸闷，伴心前区疼痛，常规心电图示窦性心律，长 Q-TC 间期。其人体型偏胖，平素喜好糕饼、肉类。诉胸闷，心慌，偶有心前区疼痛，呼吸欠畅，情绪不佳及活动后自觉上气困难、胸闷加重。动则出汗，汗出以前胸、头部为主，乏力，食欲不佳，食多胃脘部胀闷感，痰多，大便溏便稀，每日 2～3 次，小便尚可，苔白腻，脉弦滑。四诊合参，中医诊断为"胸痹"，予健运脾气，调脂通痹，采用香砂六君子汤加减。

处方：砂仁 6g（后下），木香 8g，党参 15g，生白术 10g，茯苓 20g，陈皮 10g，法半夏 9g，炒薏苡仁 30g，白扁豆 10g，炒山楂 20g，丹参 12g，桃仁 12g，川芎 9g。7 剂，日 1 剂，水煎服。

二诊：服上药后胸闷明显缓解，服药期间胸痛未作，乏力减轻，现仍食欲不佳，大便不成形，每日 2 次，偶有心慌，苔白腻，脉弦滑。

处方：砂仁 6g（后下），木香 8g，党参 15g，生白术

10g，茯苓 20g，陈皮 10g，法半夏 9g，山楂 15g，炒薏苡仁 30g，白扁豆 10g，炒山楂 20g，丹参 12g，桃仁 12g，川芎 9g，瓜蒌皮 10g，薤白 10g。7 剂。

三诊：服药期间胸闷未有发作，纳食较前增加，精神状态明显好转。舌质淡胖，苔薄白腻，脉缓滑。

处方 7 剂：砂仁 6g（后下），木香 8g，党参 15g，生白术 10g，茯苓 20g，陈皮 10g，法半夏 9g，山楂 15g，炒薏苡仁 30g，白扁豆 10g，炒山楂 20g。后复诊，患者诸症减轻，继服 7 剂，嘱如有不适，随诊治疗。

按语： 心居于横膈之上，为君主之官，胃居于横膈之下，为水谷之海，气血生化之源，二者仅一膜之隔，常相互影响。足太阴之脉，名曰虚里，为心尖搏动之处，在功能上，心火可生胃土，心火不及或心火亢盛皆可导致胃病。脾胃为气血生化之源，保证心血充盈，心主一身之血，心血供养于脾以维持其正常的运化功能，二者相互协调，保证血液生化和运行。李东垣《脾胃论》云："夫饮食失节，寒温不适，脾胃乃伤。此因喜、怒、忧、思、恐，损耗元气，资助心火。火与元气不两立，火胜则乘其土位，此所以病也。"心属火，脾属土，属母子关系，脾并及心，子病及母。水谷精微无以化生，气血亏虚，无以上奉于心，则心脉不充，脉道滞涩，久则因虚致瘀，不荣则痛，发为胸痹，临床可见心胸隐痛，按之痛减，气短乏力、纳差，舌淡苔白，脉细涩无力；若脾失健运，聚湿生痰饮，痰浊痹阻心脉者，可见心胸闷痛，纳呆，痰多，大便溏，苔白腻，脉弦滑。中焦脾胃功能的异常，在胸痹发生发展过程中发挥着重要的影响。若脾胃虚衰，水谷之气化生不足，导致宗气亏虚、心气亏少，无力推动血行，进而瘀血内停，痹阻心脉，不通则痛，可出现胸闷心痛、纳差、乏力等症。

此例患者体型偏胖，过食肥甘，损伤脾胃，运化失司，气血生化乏源，心之脉络失养；水湿不运，聚湿生痰，上犯心胸清旷之区，清阳不展，气机不畅，心之脉络闭阻，遂致胸痹。病机以脾胃虚弱，运化失司为本，血脉痹阻为标，故治疗上应健运脾气，调脂化浊。香砂六君子汤健脾益气，并佐行气药使补而不滞以治脾胃虚弱之本；薏苡仁、白扁豆健脾利湿，山楂降脂化浊，丹参、桃仁、川芎活血化瘀通络治其标。患者脾虚聚湿生痰，上犯心胸清旷之区，是以仍有心慌，苔白腻，脉弦滑。二诊加瓜蒌理气宽胸，涤痰散结，薤白通阳散结，理气止痛，三诊续以香砂六君子汤以健脾化湿以固其本。

（娄林洁）

十、从中焦论治内科杂病

（一）贲门失弛缓症

贲门失弛缓症主要表现为贲门非器质性的阻塞，同时伴有近端食管扩张现象。此病在中医范围内属于"噎膈"中的"气噎"范畴，因其病程绵长，时常反复，是较为棘手的一个病症。

1. 病因病机

贲门失弛缓症为常见的消化系统疾病，中医认为其病因多由以下三点所致：①肝郁气滞，因情志不畅，肝气不舒而犯胃，胃气失降，上逆食管而致；②痰气交阻，因忧思伤脾，脾运化失职，水湿内停，痰浊内生，气机不畅，交阻食管而致；③湿热中阻，湿热阻于中焦，胃失和降，气机不畅而致；总而言之，即气滞、痰瘀、湿阻而致中焦气机不利所致。

蔡教授根据多年临床经验总结，认为除上述三类实证以外还有脾胃虚寒一证，其病机为脾胃阳虚，无火以腐熟水谷，寒凝食滞，滞塞食管，饮食难于下行，从而精微不化，津液干涸，三焦气机阻隔，从而噎膈不通而上逆。而西医学认为，本病病因未完全清楚，致病的真实原因，并非单纯由于贲门失弛缓症，可能与自主神经机能失调，交感神经作用占优势有关。病理检查常能发现在靠近贲门的食管壁中，有自主神经纤维丛的退化现象，显示副交感神经有缺陷，以致食管蠕动和张力消失，食管下端及贲门失去弛缓性。

2. 临床表现

（1）吞咽困难

多为逐渐发病，患者疼痛呈间歇性，进食时有梗噎感，与情绪波动有关。反复发作可转呈持续性，伴有咽下痛和胸骨后疼痛。患者可发生食后即吐，其食管可有不同程度扩张。

（2）胸骨后痛

因平滑肌强烈收缩或食管黏膜炎症而引起中上腹、胸背部、右侧胸疼痛，其性质和程度不一，有灼痛、闷痛、刺痛、胀痛、割痛等。

（3）食物反流

食物反流随吞咽困难逐渐发生，尤其是食管迂曲扩张后，反流更加明显。反流物为无酸性化食物渣，带有黏液、唾液。

（4）其他情况

由于进食困难，患者可有营养不良、消瘦、贫血等，如有食管极度扩张，也可压迫周围器官，出现咳嗽、声音嘶哑等症。

本病典型病程可分三期，表现症状不一样。初期时，吞咽困难，食物反流，胸骨后疼痛。中期时，食管扩张，故吞咽困难及疼痛减轻，但可出现频繁的食物反流。晚期时，食管极度扩张，食物贮留明显，反流量大，有消瘦贫血、营养不良等。

3. 辨证施治

根据蔡教授多年经验，将本病常见证型归为以下两类：

（1）脾胃虚寒证

临床表现：胃痛绵绵，空腹尤甚，得食痛减，喜按喜温，肢冷呃逆，吐清水，舌质淡红，薄白苔，脉沉细。

证候分析：胃痛绵绵，空腹尤甚，肢冷，乃是寒从中生。"寒主收引"，"不通则痛"，而成虚寒胃痛。呃逆吐清水，舌质淡红薄白苔，脉沉细，乃因脾胃虚寒，胃失和降，胃气上逆所致。

治法：温中健脾，和胃降逆。

方药：方以吴茱萸汤为底。具体方药如下：淡吴萸5g，干姜10g，党参20g，茯苓15g，炒白术20g，炙甘草8g，公丁香6g，陈皮10g，制半夏12g。若泛酸者加乌贝散以制酸，胃寒痛甚者加良附丸或附子理中汤以温中散寒。

（2）肝胃不和证

临床表现：胃脘胀满，攻撑作痛，脘痛连胁，嗳气频

频，咽部梗塞感，大便不畅，每因情志变化而痛，舌质淡红
薄白苔，脉弦。

证候分析：证属情志不畅，肝失疏泄，横逆犯胃而作
痛。气病多游走，胁为肝分野，故疼痛攻撑连胁。气机不
利，胃失通降，故胃脘胀满，嗳气频繁，痰气搏结咽喉，故
咽如物梗，吐之不出，咽之不下，肠道气滞因而大便不畅。
忧郁愤怒则肝气郁结加重，所以胃脘痛作或加剧，舌质淡红
薄白苔，脉弦为肝气犯胃之象。

治法：疏肝和胃，利气止痛。

方药：方以柴胡疏肝散为底。具体方药如下：柴胡 9g，
生白芍 15g，党参 15g，炒白术 15g，茯苓 15g，炒枳壳
15g，生麦芽 30g，焦山楂 30g，八月札 15g，紫苏梗 10g，
炙甘草 8g。兼嗳气呕恶者加半夏、旋覆花以降逆和胃。食
滞纳呆者加白术、神曲、鸡内金以和胃助运，泛酸嘈杂者加
乌贼骨、煅瓦楞子以制酸；口苦、黄白腻苔加苍术、厚朴。

4. 案例

吴某，男，39 岁，浙江省温州市文成县人。2018 年
3 月 25 日初诊。患者诉近半年来上腹部饱胀不适，呃逆
频频，纳谷不香，乏力，便溏，日行 2 次，舌质淡红，白
腻苔，脉缓。经胃镜检查提示“①食管腔扩张；②大量胃
内容物”，诊断为胃 - 食管贲门失弛缓症，辨证属脾胃虚
寒，胃和失降，拟温中健脾理气和胃降逆法。方拟附子理
中汤合吴茱萸汤加味。处方：淡附片 10g，干姜 10g，党参
30g，炒白术 20g，茯苓 30g，炙甘草 8g，陈皮 10g，木香
10g，砂仁 6g，公丁香 6g，旋覆花 10g，六神曲 12g。水煎
服，日行 2 次，服药 10 剂。

10 日后复诊，患者自诉呃逆症状明显减轻，纳转佳，予原方继服 15 剂。又半月后三诊，患者诉症状基本消失，再予原方 10 剂以巩固疗效。

按语：此病例为典型的脾胃虚寒证，温州地处我国东南沿海，气候潮湿，居民多食生冷海味。该患者平素喜食海鲜，好饮啤酒，体型较胖。海鲜之性为寒，久食易伤脾阳，啤酒其性亦属寒凉，饮之亦损脾胃之阳。患者因饮食不节，脾阳虚衰，致胃气失于和降，故见腹胀、呃逆；胃气不足，不能腐熟水谷，故见纳差、便溏；脾阳不足，难以运化水液，水湿不化，故白腻苔，脉缓。蔡教授选用附子理中汤合吴茱萸汤加减，附子为君，干姜辅之，温补脾胃，党参、茯苓、白术健脾益气，陈皮、木香、六神曲理气开胃，公丁香、旋覆花降逆止呕，砂仁化湿，炙甘草调和诸药，全方共奏温中健脾、和胃降逆之功。

（二）冠状动脉粥样硬化性心脏病

冠状动脉粥样硬化性心脏病，简称冠心病，是冠状动脉血管发生动脉粥样硬化病变而引起血管腔狭窄或阻塞，造成心肌缺血、缺氧或坏死而导致的心脏病。其主要临床表现为因体力活动或情绪激动等诱发，突感心前区疼痛，多为发作性绞痛或压榨痛，也可为憋闷感。中医学称为"胸痹"或"真心痛"。是我国居民心血管疾病死亡的主要原因。

1. 病因病机

本病多发生在 40 岁以后，以 50 ～ 60 岁为高峰期。中医认为此阶段正处在人之肾气渐虚之时，肾气虚渐及肾阳虚。肾阳虚致心阳温煦不足而形成心阳虚，心阳不足，鼓动无力，气血运行不畅，心脉瘀阻，心脏供血不足而发为冠心病，此即《金匮要略》所言之"阳微阴弦"，故本病病性为本虚标实，肾阳虚为本，心脉瘀阻为标。

西医学认为，主要是冠状动脉的内膜有类脂质沉着，形成粥样斑块，影响心肌供血不足所致，临床有心绞痛、心肌梗死和心肌硬化之分，多数表现为胸闷窒息感或心绞痛伴有心悸、短气，在激烈活动情绪激动，饱食受凉之后可突然发生持续数分钟，经过休息或内服扩张血管药物能逐渐缓解，但也有经过上述措施后，心绞痛持续不止，甚则肢冷汗出，面色发青，引起心源性休克、心力衰竭，抢救不及时或抢救无效，即可导致死亡。

2. 治法与方药

蔡教授认为，本病为心脏系统常见危重症，治法当秉承权衡标本，通补兼施。急性发病，危及生命时，当先行冠脉介入手术（PCI）等急救治疗，待渡过急性期，再针对疾病之本辨证论治。本虚可用补法，针对标实当用通法。通补二字实为治疗冠心病的两大法则。临床中当权衡本虚为标实孰轻孰重，或以补虚为主辅以通调；或以通调为主，兼以扶正；或通补兼施。

（1）肾阳虚是冠心病的根本原因

因此治疗当补肾固本，可用仙茅、淫羊藿、熟附片、肉桂、杜仲、巴戟天、肉苁蓉、补骨脂、枸杞子、山萸肉、熟地黄等补肾药补肾固本。同时针对心脾虚用人参、黄芪、干姜、白术、五味子、五加皮、大枣等益气药物。遵循"善治阳者，于阴中求阳"之古训，也需应用麦冬、生地黄、太子参等补阴药物，常用的方剂有保元汤、炙甘草汤、右归丸、生脉饮等。

（2）气滞血瘀，调畅为先

在本虚的同时常兼气滞、血瘀、痰结等标实证。气滞血瘀较甚，致心脉瘀阻较重而发生的真心痛，就可出现"旦发夕死，夕发旦死"之虞。甚至可致心脉完全瘀阻而发生"猝死"的危险。因此，治疗冠心病强调补肾为首的同时，不可忽视标实的辨治。

①气滞血瘀宜行气活血。若发为真心痛，当中西医结合救治。疼痛缓解后按气滞血瘀辨治，以行气活血，化瘀止痛为其大法。可用川芎、当归、赤芍、桃仁、红花、三七、丹参、蒲黄、鸡血藤等药。行气止痛常用沉香、柴胡、枳壳、木香、丁香、延胡索等药。常用血府逐瘀汤、桃红四物汤、丹参饮加减治疗。

②痰浊壅塞宜芳香化浊，行气祛痰。部分冠心病患者，特别是形体肥胖者，常表现为痰浊壅塞，源于本虚。临床主要表现为：胸闷胀满，胸前隐痛，肢体困倦，气短喘促，舌质胖淡，苔浊腻，脉滑等。治以芳化浊痰为主，兼以补肾健脾。可常用半夏、瓜蒌、桔梗、陈皮、佩兰、藿香、薤白等药。补肾健脾常用熟附片、桂枝、白术、茯苓等药。方以瓜蒌薤白半夏汤、苓桂术甘汤为主。

③如出现口干、舌尖红、少苔，考虑阴虚，可加入补阴中药，如北沙参、麦冬、玉竹、生地黄等药。

④如心血虚出现心绞痛，西药治疗作用不明显，可运用中药补气血药调理，中药治疗这方面有很大优势。可用当归、阿胶、白芍、熟地黄、鸡血藤、炙黄芪。应补气可生血，方用补中益气汤、当归补血汤、八珍汤等。中医治疗冠

心病、心绞痛用药因人而异，体质不一样，治疗是不一样的。总之要辨证施治才可提高疗效。

3. 病案分享

案例一： 夏某，女，74岁。既往冠状动脉粥样硬化性心脏病病史8年余，曾数次住院治疗，唇甲时有青紫，疲软乏力，时有心悸心慌，舌质淡且紫暗，苔少白浊，脉细涩。

行冠脉造影，血管畸形，冠脉细小有多条分支，左心室增大。近日病情发作出现胸痛、胸闷、心慌气短，动则喘促、面色暗滞，舌质紫暗，苔少白，脉细结代，心肾阳虚兼气虚气滞血虚血瘀，方用右归丸、炙甘草汤、补中益气汤、当归补血汤加味。处方：人参片9g，麦冬12g，五味子8g，炙甘草8g，党参30g，黄芪30g，炒白术15g，陈皮10g，升麻10g，柴胡10g，干姜3g，丹参30g，葛根30g，炒枳壳12g，当归15g，枸杞子15g黄精30g，红景天30g，淡附片6g，桂枝5g。

服药5剂后胸闷症状明显缓解，再予7剂巩固疗效；后患者每逢劳累疲劳后出现心悸胸闷乏力服用此方，1周即能见效，已服此方5年多，病情稳定。

按语： 患者为老年女性，有冠心病病史多年，肾阳虚衰，不能化气，气不能行血，留滞为瘀，瘀阻心脉，不通则痛，其病性为本虚标实，治宜温补心肾，活血通经，故选用右归丸为底方，附子为君药，辅之以干姜、桂枝，温补肾阳，黄精、枸杞子补肾填精；再以人参、党参、黄芪、白术补中益气，柴胡、升麻、葛根、陈皮、枳壳等利气升阳；丹参、红景天活血通络，麦冬、五味子、甘草滋阴生津。又因此病为心脏器质性病变，病情反复，遇劳加重，故需频频服之以守心肾之阳气。

（三）慢性咳嗽

慢性咳嗽的定义为以咳嗽为唯一症状或主要症状，时间超过8周，胸部X线检查无明显异常者，即不明原因的慢性咳嗽，简称为慢性咳嗽。此病在中医范围内属"咳嗽"中"久咳。"

1. 病因病机

慢性咳嗽为常见的呼吸系统疾病，其病机从中医方面理解，可分为以下两个方面：①外感咳嗽，患者外感风寒、热、燥等邪气，从口鼻或皮毛而入，侵袭肺脏，肺失宣降，引起咳嗽，继而邪正相争，若机体正气不足，与邪气久持不下，则邪气滞留机体，疾病迁延不愈，而成慢性咳嗽。正如程钟龄所著《医学心悟》所言："肺体属金，譬若钟然，钟非叩不鸣，风、寒、暑、湿、燥、火六淫之邪，自外击之则鸣"。②内伤咳嗽，《黄帝内经》云"五脏六腑皆令人咳，非独肺也"，如情志不遂，肝气郁结，气机不畅，日久气郁化火，气逆上注于肺而发为咳嗽；又如饮食不调，好嗜烟酒，辛温燥烈，熏灼肺胃，亦发咳嗽；又如脾失运化，变生痰浊，痰邪上扰，而使咳嗽久久不能已。

而西医学认为咳嗽为一种重要的防御机制，也是最常见的呼吸道症状，可清除咽部、呼吸道的分泌物或吸入的有害物和异物。非自主咳嗽由完整的咳嗽反射弧参与完成，其反射弧由外周感受器、迷走传入神经、咳嗽高级中枢、传出神经及效应器（膈肌、喉、胸部和腹肌群）构成。而引发咳嗽的因素也是多样的，感染、炎症、过敏、反流等都可以引起咳嗽反应。所以除了咳嗽变异型哮喘（CVA）、嗜酸粒细胞性支气管炎（EB）等呼吸系统疾病，还有鼻后滴流综合征（PNDs）、胃食管反流性咳嗽（GERC）等非呼吸系统疾病也是慢性咳嗽的常见病因，这与传统中医的观点有异曲同工之妙。

2. 临床表现

慢性咳嗽的最突出症状为长期、反复的咳嗽。从咳嗽的性质来讲，可分为干咳与咳痰，阴虚肺痿之咳嗽多为干咳少痰，而邪气犯肺之咳嗽多见咳痰，痰色或白或黄或伴痰中带血，痰质或黏腻或稀薄，此与所感之邪有关，热者痰黄，寒则痰白，湿者痰稀。从咳嗽发生的时间来看，白日咳嗽，阵发加剧，咳嗽声重，痰出得爽者多为实证；夜间偶有单声咳嗽，咳声轻微者多属虚证；夜卧咳嗽剧烈，持续不已，胸闷气喘，呼吸费力，端坐呼吸者为久病虚寒，此与西医学所述心功能不全类似。又有一类咳嗽，平日无事，平卧后入睡发作，伴有反酸烧心感，饮水或进食后症状好转，此为胃气上逆所致，即西医学中胃食管反流性咳嗽。咳嗽作为常见的症状，其病因复杂，伴随症状多变，但总是不离虚实之数，正如张景岳在《景岳全书·咳嗽》中所述："咳嗽之要，止唯二证，何为二证？一曰外感，一曰内伤而尽之矣……但于二者之中当辨阴阳，当分虚实耳。"

3. 辨证施治

蔡教授多年临床，亦遵景岳之法，将本病分为外感、内伤两大类：

（1）外感咳嗽多以风邪为主

风邪擅行，易袭华盖之肺，且夹带他邪，如寒、热、燥等。风寒咳嗽症见咳嗽声重，痰白质稀，鼻塞流涕，恶风头痛，肢体酸痛，舌淡太白，脉浮紧。治宜疏风散寒，宣肺止咳。方予三拗汤加减，具体用药如下：麻黄9g，杏仁15g，生甘草9g，干姜6g，细辛3g，五味子9g。气急者可加桔梗、陈皮、金沸草、金荞麦等宣肺，痰黏难咳者可加姜半夏、厚朴、白芥子等。

风热咳嗽症见咳嗽剧烈，气粗声嘶，咽喉肿痛，痰黄质黏，伴黄脓涕，舌红苔黄，脉浮数。治宜清热解表，止咳化痰。方予桑菊饮加减，具体用药如下：桑叶15g，杭白菊15g，桔梗10g，杏仁9g，芦根30g，生甘草6g，薄荷6g，枇杷叶9g，牛蒡子15g。顽痰难出者可加青礞石30g，皂角刺15g。咽喉肿痛者可加马勃10g，射干10g，胖大海5g。

风燥咳嗽症见干咳少痰，口干唇燥，痰白质黏，不易咳出，舌红少津，脉浮数。治宜疏风清肺，润燥止咳。方予桑杏仁汤加减，具体用药如下：桑叶15g，杏仁15g，前胡10g，牛蒡子15g，北沙参20g，天花粉15g，川贝母5g，芦根30g，麦冬20g，桔梗10g，薄荷6g。心烦口渴者，可加石膏、知母、生甘草、粳米。

（2）内伤咳嗽多以脾胃、肝肾等中下焦之病变，累及上焦之肺脏而致

所谓脾为生痰之源，肺为储痰之器，脾虚湿困，痰邪内生，储于肺脏，壅遏气机，是为痰湿蕴肺证，症见咳声重浊，因痰而咳，痰出咳平，痰黏量多，色白成块，伴痞满少食，腹胀嗳气，舌苔白腻，脉濡滑。治宜燥湿化痰，理气止咳。方予二陈平胃散加减，具体用药如下：姜半夏15g，陈皮10g，厚朴10g，茯苓30g，麸苍术10g，砂仁6g，紫菀

15g，款冬花 15g，莱菔子 15g，生甘草 6g。脾虚纳差可加党参、白术、薏苡仁、鸡内金；反酸嗳气可加浙贝母、海螵蛸、吴茱萸、干姜。

肝为将军之官，主谋略，若思虑过重，情志郁结，气郁化火，灼伤肺阴，上逆侮肺，肺失清肃以致咳嗽，是谓"木火刑金"，症见咳嗽时作，咳嗽面赤，咽干口苦，有异物感，善太息，痰少难咳，症状随情绪波动而加重，舌红苔黄少津，脉弦数。治宜疏肝理气，降逆止咳，方予八味解郁汤加减，具体用药如下：柴胡 15g，生白芍 15g，枳壳 12g，姜半夏 10g，厚朴 10g，茯苓 15g，紫苏梗 12g，炙甘草 6g，瓜蒌皮 12g，郁金 10g。胸胁胀痛者可加川楝子、香附、青皮。

肺主呼吸，肾主纳气，咳嗽日久，累及肾脏，肺肾阴虚之咳嗽病程长，症见咳声短而促，痰白量少质黏，伴痰中带血，口干多饮，形体消瘦，潮热盗汗，舌红少苔，脉细数。治宜滋阴润肺，止咳化痰，方予麦门冬汤加减，具体用药如下：麦冬 30g，姜半夏 6g，粳米 30g，党参 20g，生甘草 9g，羊乳根 15g，北沙参 15g，天花粉 15g，玉竹 15g，百合 15g，五味子 9g。若咯血较多可加黄芩炭、白及、焦栀子等。

4. 案例

案例一：林某，女，91 岁。因"反复咳嗽咳痰 40 余年，复发伴加重 1 周"于 2020 年 1 月 13 日入住呼吸科治疗。患者 40 年前于冬日受寒后出现咳嗽咳痰，痰白质黏，伴胸闷气喘，未经正规治疗，咳嗽迁延不愈，时轻时重。每至秋冬季节，受寒则病情加重，反复多次住院。1 周前咳嗽咳痰症状加重，痰白质黏，量少难咳，夹带血丝，伴胸闷气促，形体消瘦，入夜咳嗽加重，不能入眠。呼吸科诊断为"慢性阻塞性肺疾病急性加重期"，予抗感染、解痉、化痰、糖皮质激素吸入等治疗后患者咳嗽症状未见明显好转，遂请蔡教授会诊。四诊所见：女性，超高龄，反复咳嗽长达40余年，痰白质黏，难以咳出，时有夹带血丝，形体消瘦，头身眴动，神疲气短，纳差，畏寒，舌红苔剥，脉弦数。病机分析：患者年老，多年前受寒后遗留咳嗽咳痰症状，迁延不愈，感寒复发，故风寒之邪为其病根，又因病程长久，肺阴亏耗严重，加之年事已高，脾肾虚衰，中焦水谷运化不利，纳差乏力，形容枯槁，身体眴动。辨为肺肾阴虚兼风寒证，治宜滋阴润肺，解表止咳。方逆三拗汤合麦门冬汤加减，具体用药如下：麻黄9g，杏仁30g，生甘草9g，干姜6g，细辛3g，五味子9g，陈皮9g，金沸草15g，麦冬30g，桑白皮9g，紫菀9g，款冬花9g，地龙15g，羊乳根15g，白及15g。

1周后复诊，患者咳嗽气喘症状较前好转，痰白质黏，易咳出，无咯血，咳嗽次数减少，胃纳仍不佳。前方去白及、地龙，麻黄减量为6g，加山药30g，莱菔子15g，茯苓15g，芡实30g。又两周后患者出院前来门诊复诊，患者诉咳嗽症状持续好转，痰白质稀，易咳出，胃纳可，夜眠亦有改善，仍觉乏力气短，舌红苔少，脉细数。予前方去麻黄、杏仁、细辛，加党参15g，生黄芪30g，淫羊藿15g，仙鹤草30g，嘱其服用至春分时节。

按语：此为一例慢性咳嗽长达40余年的病例，患者年逾耄耋，病情兼有风寒、脾虚、肾虚、肺阴亏虚等，虚实夹杂，且经西医治疗后病情未明显好转。急则治其标，蔡教授以解表散寒兼顾滋阴肺阴之法，方中麻黄为君解表平喘，臣用细辛、干姜、五味子，其为《伤寒论》中治寒痰咳嗽之药对，紫菀、款冬花、桑白皮、金沸草、杏仁皆是止咳平喘良药，麦冬、羊乳根滋阴润肺，地龙性寒味咸，具有定咳平喘之效，佐以白及，其为止血圣药，擅治肺胃出血。缓解症状，待咳喘稍安，再辅之以山药、莱菔子、茯苓、芡实等健脾开胃，表证即解，则当专注调补脾肺肾三脏以固疗效。

（四）老年便秘

老年人便秘是指排便次数减少，同时排便困难、粪便干结。正常人每日排便 1～2 次或 1～2 日排便 1 次，便秘患者每周排便少于 3 次，并且排便费力，粪质硬结、量少。便秘是老年人常见的症状，约 1/3 的老年人出现便秘，便秘严重者可进展为肠道梗阻，且有并发肠道穿孔，危及生命的风险。

1. 病因病机

老年便秘作为老年人消化系统的常见疾病，其病因病机从中医角度来看，其病位主要在肠道，即大肠传导功能失常，造成粪便在肠内停留时间过长，粪质干燥或坚硬，因而艰涩难下。同时与其他脏腑的功能失调亦关系密切，如中焦脾胃二脏，两者同居中焦，脾属阴土，胃为阳土，二者一阴一阳，一运一纳，一升一降，有机协调，共同完成饮食的受纳、腐熟及排泄过程，大肠的传导作用，有赖于脾升胃降功能的正常发挥，若脾气不足，清气不升，精微不布，则胃津亏虚，肠道干涸，以致燥屎内留而便结难下。肝主藏血，调节全身血液，血液充盈肠道，肠道濡润，糟粕顺利排出，若肝阴亏虚，疏泄功能异常，气机升降无序，则大肠传导功能失司而出现便秘。肾为先天之本，主二窍司二阴，又主五液，故津液盛则二便调和，肾实则津液足，而大便滋润，肾虚则津液竭，而大便燥结。

而西医学将老年便秘的病因分为两大类。一是器质性因素：如盆底肌协调障碍、腹部肌肉无力、肛门内括约肌功能障碍、生理性括约肌障碍、直肠前突、肠道神经系统病变、肠道菌群失调等原发性因素均可导致慢性便秘；二是功能性因素：如不合理的饮食结构，运动量减少，无定期排便习惯，甚至如厕的环境和精神心理等因素都可导致便秘的发生。

2. 治法与方药

蔡教授认为老年人因其机体功能的减退，尤其是脾肾两脏的衰退，其便秘的病性应为慢性虚弱性疾病，故治则当为调补脾肾，润肠通便；而老年便秘患者常常并发为肠道梗阻，故因遵循急则治标，缓则治本的原则，辨证论治。

（1）阳明腑实证

大便干结，小便短赤，面红心烦，或有身热，口干口臭，腹部胀满，按之作痛，舌红苔黄或黄燥，脉滑数。腹部 CT 检查可见肠道大量粪石与气液平现象。病机多为素体阳盛，或因饮酒过量，或喜食辛辣厚味之物，或外感热病救治不当，肺脏燥热下移大肠等都导致胃肠积热，耗津伤液，肠道干涩，大便燥结。此为肠道梗阻之急证，治宜清热泻腑，攻下通便，方予大承气汤加减，具体用药如下：生大黄 15g，枳实 30g，厚朴 10g，芒硝 10g，火麻仁 30g，陈皮

10g，生白芍 30g，生白术 30g。

若口渴者，加麦冬、生地黄，若两胁胀痛，加柴胡、青皮、川楝子。同时可配合口服植物油、腹部推拿等方法。若1 剂未通，当配合中药灌肠治疗。若以上诸法皆无效，出现肠蠕动减弱，肠鸣音消失，则应考虑完全性肠梗阻，应转外科手术治疗。

（2）肝脾气滞证

症见排便困难，大便干结或不干结，欲便不得，排出不畅，嗳气频作，每于情绪不好时便秘加重，便后汗出气短，脘腹痞闷，胀痛，舌苔薄腻，脉弦。其病机为脾胃升降失调、肝气郁结、肺失肃降等。腑气不通，大肠传导失职，治宜开降肺气，解郁宣肺。方予六磨汤加减，具体用药如下：乌药 15g，木香 10g，沉香 6g，枳实 30g，槟榔 15g，大黄10g，厚朴 10g，醋香附 10g，柴胡 10g。

若舌红苔黄，气郁化火者可加黄芩、焦栀子、龙胆草等；若口苦咽干、嗳气反酸者可加姜半夏、陈皮、黄连等；懒言少语，时时叹气者，可加郁金、芍药、合欢皮等。

（3）阳虚冷秘证

症见排便艰涩，小便清长，面色白，四肢不温，喜温恶寒，腹冷或痛，腰背酸冷，舌淡或胖，脉沉细或迟。病机为因饮食失调，过食生冷或年老体衰等致脾肾阳虚，阴寒内盛，故宜温补先后天之阳，推动阳气以疏利大便。方予温脾汤加减，具体用药如下：制大黄 9g，当归 15g，干姜 9g，附子 3g，党参 15g，芒硝 5g，炙甘草 9g。

恶风畏寒表虚者可加桂枝、防风以调和营卫；若腹中冷痛者加吴茱萸、砂仁等温中。

（4）气虚便秘证

症见大便不干燥，有便意，但是排便困难，用力努挣则汗出短气，便后乏力，面白神疲，肢倦懒言，舌淡、苔白，脉弱。老年人脾肺之气日虚，气虚则无力行血，血不行则凝，气血不行，肠道枯燥，则粪便难排，治宜益气润肠，通便活血。方拟补中益气汤加减，具体用药如下：黄芪 30g，党参 15g，生白术 30g，炙甘草 15g，当归 15g，陈皮 6g，升麻 6g，柴胡 12g，生姜 9g，熟地黄 15g，大枣 10g。

夹杂湿气者，可加茯苓、薏苡仁、炒白扁豆；腹胀纳呆者可加炒麦芽、莱菔子、炒鸡内金等。

（5）血虚便秘证

症见大便干结，面色无华，头晕目眩，心悸健忘，唇舌色淡，脉细涩。常因病误治，过用发汗、燥热药物，损伤阴津，或劳役过度等，过度耗伤阴液致肠道干涩。治宜养血润燥通便。方予润肠丸加减，具体用药如下：麻子仁 30g，生大黄 9g，桃仁 15g，当归 15g，枳实 30g，生白芍 30g，升麻 15g，生地黄 20g，生甘草 9g，陈皮 9g，木香 9g，槟榔 9g。

若兼气虚者，可少加黄芪、党参补气活血祛瘀。

（6）阴虚便秘证

症见大便干结如羊屎状，艰涩难行，潮热盗汗，五心烦热，舌红少苔，脉细数，或伴有心悸，颧红，失眠，眩晕，腰膝酸软。治宜滋阴润肠，滋阴补液，增液行舟。方拟增液承气汤加减，具体用药如下：玄参 30g，麦冬 30g，生地黄 25g，生大黄 9g，枳实 20g，厚朴 10g，肉苁蓉 20g，牛膝 15g，北沙参 15g。

大便燥结者可加火麻仁、柏子仁、瓜蒌仁、郁李仁等含油脂丰富之物；口干口渴者，可加天花粉、玉竹等。

3. 案例

案例一： 俞某，女性，87 岁。因"反复便秘 10 余年，腹痛 1 周"于 2019 年 11 月 9 日入住老年内科病房。患者 10 年前无明显诱因下出现便秘，大便四五日一行，便时小腹坠胀，需用力排便方能解出，粪便较硬。10 余年来，患者长期便秘，需服用"福松粉"、外用"开塞露溶剂"等帮助排便。1 周前，患者多日未解大便，自行使用药物后仍未能排便，后出现腹部胀满，疼痛拒按，不欲饮食，口干舌燥。实验室检查提示感染指标明显升高，腹部 CT 提示"肠内大量粪石伴气液平，膀胱可见一 10cm×12cm 瘤体"，诊断为"机械性肠梗阻伴感染"。予抗感染、胃肠减压、灌肠等治疗后患者腹痛症状未明显缓解，建议行手术治疗解除肠道梗阻，患者家属考虑其年老，体质差，拒绝手术，要求保守治疗。住院部医师遂请蔡教授会诊。四诊所见：患者，高龄女性，既往慢性便秘 10 余年，此次大便多日不解发为腹痛，其四肢消瘦，腹部膨隆，疼痛拒按，口干欲饮，小便短赤，失气减少，舌红苔燥，脉弦数。辨证为阳明腑实证，治宜清热泄腑，急下存阴，方予大承气汤合大柴胡汤加减，具体用药如下：生大黄 18g，枳实 50g，厚朴 20g，芒硝 10g，柴胡 15g，生白芍 30g，黄芩 10g，火麻仁 30g，郁李仁 30g，桃仁 10g，青皮 15g，麦冬 30g，生地黄 30g。以上诸药，水煎，煮取 300mL，内服。

再予中药灌肠，用药如下：生大黄 15g，芒硝 15g，枳实 50g，厚朴 15g，火麻仁 30g，白蜜 50g。

服 1 剂后患者解少量水样便，伴失气频频，腹痛稍减。服两剂后，解干硬粪便 3 次。服 3 剂后又解溏便 4 次，腹痛症状基本消失。嘱其停药，并嘱其待病情稳定后择期行手术治疗以除病根。

按语： 此为慢性便秘加重并发肠梗阻危重症病例，患者高龄，因膀胱肿瘤压迫肠道，致肠道梗阻，粪便不能排出，本应外科急诊手术以治疗，但因其身体机能差，家属拒绝手术。蔡教授以大黄为君清热泄腑，臣以枳实、厚朴、青皮、柴胡理气通便，芒硝软坚润燥，黄芩清上焦之热，加火麻仁、郁李仁、桃仁等果仁药物润肠，并佐生地黄、生白芍、麦冬等滋阴药物以增水行舟，此外再配合中药外用灌肠终使腑气等通，粪便等下，诸症得解。此病例病情危急，稍有迟疑患者恐有性命不保，蔡教授沉着冷静，遣方施药，内外兼施，终保患者无虞。该病例证明了中医并不都是"慢郎中"，中医中药在急危重证中大有可为。

（周时更）

十一、从中焦论治疗消化道疾病经验

（一）肝与脾的生理相关性

1. 疏泄与运化相互为用

肝主疏泄，脾主运化。脾胃纳运自如、升降相因，则人体气机畅达，气血生化有源；肝主疏泄，肝之余气泄于胆，聚而成精，以助脾胃运化。《血证论》言"肝木之气，主于疏泄脾土，而少阳春生之气又寄在胃中以升清降浊，为荣卫之转枢"，故肝随脾升，胆随胃降，脾土之气冲和，则肝木荣而不郁。蔡教授认为，肝于五行之中属木，木曰条达，其性主于疏泄，食气入味，依赖肝气之疏泄，则水谷之气乃化。若肝气失于疏泄，清阳不升，则不能疏泄水谷，而致渗泄中满之症。而脾土属阴，其性为静，静则易郁，必得肝木之疏泄当可解其困郁之性。

2. 升降与出入相辅相成

《四圣心源》有言"脾升则肝肾亦升，故水木不郁；胃降则心肺亦降，金火不滞"，肝调畅一身气机之升降出入，脾为全身气机升降出入之枢纽，二者相辅相成，相互为用。土得木则达，脾胃之升清降浊皆赖肝之调畅气机升降。《素问·五常政大论》有云："土疏泄，苍气达，阳和布化，阴气乃随，生气淳化，万物以荣。"朱丹溪于《格致余论》中亦曾言："司疏泄者肝也。"肝调畅气机的升降出入是肝一切生理活动之基础，若肝不能调畅气机，则无以司疏泄之职，更妄谈其调情志、司开阖之用。

（二）肝与脾的病理相关性

1. 肝为五脏贼，易犯他脏

《素问·玉机真脏论》言："肝受气于心，传之于脾。"《难经·七十七难》曰："所谓治未病者，见肝之病，则知肝当传之与脾，故先实其脾气。"概因肝属木，脾属土，土能生木，子病及母也。肝木不升则乘脾土，胆木不降则乘胃土，肝气郁结，上扰下迫而见五脏病。上侮肺金、中乘脾胃、上逆冲心、下竭肾阴；而当中最常见者，当为"木旺乘土""土虚木乘"之说。

2. 内伤脾胃，百病由生

脾胃乃后天之本，气血生化之源，脾胃之气本弱，则水谷精微不得运化，元气亦不得充，而百病由生。倘脾胃为阴火所乘，谷气下流，清气不升，浊气不降，清浊相干，乱于胸中，则周身气血逆乱。然肝主一身气机，必先犯之。再者脾失健运，而气血无以化生；肝体阴而用阳，若肝血不足，则肝气有余，必有肝风、肝火之虞。

（三）肝脾同调的必要性

《黄帝内经》有言"厥阴不治，求之阳明"，张仲景于《金匮要略》亦言"见肝之病，当先实脾"。肝气宜升，胆火宜降，脾气宜升，胃气宜降，然脾气不升则肝气不升，胃气不降则胆火亦不降。故疏肝与调脾相辅相成，脾升胃降则肝气调达。脾为气血生化之源，主生血；肝为气机升降出入之枢机，主调气，肝脾同调即为气血同治。肝调脾之升清降浊，脾生肝血为之贮藏，肝疏泄有度，则脾气血化生不断，脏腑均得濡养，则全身脏腑器官功能运行正常，故肝脾既对立制约又互根互用；脾司其职而纳运水谷，使全身气血津液充足，肝脏亦得其充养；脾失健运则肝血不足，肝气有余而致肝气疏泄无度。肝主疏泄而调畅气机，使气机升降出入正常，脾胃运化得权；肝失疏泄则脾之运化失权，气血生化乏源。

蔡教授于临证之中，据肝气之亢郁、脾气之虚实、肝脾谁为病之主从辨而论治，认为肝脾同病之时，首当分清何为主次。若以肝木有余则亢，或以肝气抑郁为主，则强调以调肝为先；若因脾气本虚，土虚而木乘，则当以健脾为要。临床上常见以肝脾同调为代表的方剂有逍遥散、痛泻要方、归芍六君汤、香砂六君丸、当归芍药散、小柴胡汤、四逆散、枳实芍药散、枳术散、柴胡疏肝散、柴胡桂枝汤等。如肝旺乘脾者当选柴胡疏肝散，肝郁脾滞者予逍遥散，脾虚肝乘可予痛泻要方合香砂六君汤、归芍六君汤。蔡教授以为，当前生活、工作节奏加快，民众普遍精神压力较大，而多以脾壅肝郁多见，常用小柴胡汤合当归芍药散主之。

1. 术后肠粘连

《素问·灵兰秘典论》曰："大肠者，传道之官，变化出焉。"《素问·五脏别论》言："大肠……泻而不藏，此受五脏浊气，名曰传化之府，此不能久留输泻者也。"六腑以通为用，以降为顺，尤以大肠为最。《医学心悟·腹痛》谓："诸痛皆属于肝，肝木乘脾，则腹痛……肝木平，而腹痛止矣。"《圣济总录》曰："论曰脏腑内虚，寒气客之，与正气相击，故令痛也。"朱丹溪有言："腹痛有寒，有积热，有食积，有痰，有死血。脉弦者多属食，宜温散之，盖食得寒则滞，得热则行，更宜以行气或利药助之，无不愈者。"大肠以通为用，故本病中医病机当以肠道气机不利，脉络阻滞不通，不通则痛。

《素问·举痛论》言："通则不痛，痛则不通。"故在目前相关的中医药治疗外科术后肠粘连的相关文献报道中，主要以化瘀、理气、活血、通腑治法为多，而鲜见以疏肝健脾之法来治疗本病。

案例一：黄某，男性，67 岁。2018 年 9 月 22 日初诊。直肠癌术后 1 年，腹胀、便秘半年。诉近半年来腹胀不舒，排便不畅，大便溏滞不爽，肠鸣矢气，纳尚可，夜寐多梦，舌质暗红，边有瘀斑，苔白，舌中微腻，脉弦细。

辅助检查：外院 CT 报告单提示肠粘连。

手术史：1 年前因"直肠恶性肿瘤"而行直肠癌根治术。

诊断：腹痛，证属脾虚湿阻，气机郁滞，通降失常。

方药：小柴胡汤和当归芍药散加减。柴胡 12g，黄芩 10g，太子参 15g，炙甘草 6g，姜半夏 10g，当归 10g，炒白芍 15g，泽泻 25g，川芎 10g，茯苓 15g，炒白术 10g，槟榔 15g，厚朴 10g，草果 6g，制大黄 8g，木香 10g，薏苡仁 30g。

二诊：患者诉服上方期间，腹胀明显缓解，大便每日能解 1～2 次，质溏。停药后大便隔天 1 次，量少质软，排便较顺利。舌脉同前。治守上法，上方去制大黄，加莱菔子 15g 加强消食导滞作用。续服 7 剂。后电话随访，患者诉复查腹部 CT 提示未检明显肠粘连征象。

按语：本案以小柴胡汤合当归芍药散加减治疗术后肠粘连。直肠肿瘤术后，气血耗伤，正气虚损，气血津液无以濡养脾胃，使脾胃失司，纳运失健，因虚而致实，故见腹胀不舒；同时，又因手术损伤，局部气机不利，胃肠气机升降逆乱，或泄泻，或便秘，或泄泻与便秘交替发作，而肝主一身气机升降出入，胃肠之气逆乱则全身气机阻滞，肝之气机亦郁而不通。气行血行，气滞则血瘀，气机阻滞，血行不畅，则有瘀血内停，故舌质暗红，边有瘀斑。故本例仍以脾壅肝郁为其本，治法当以肝脾同调为要。术后治疗重在掌握好"通补兼顾不宜滞"的原则。方中柴胡疏达经气，调畅肝之气机，黄芩清泄邪热，两药相合，一者升散，一者降泄，使枢机得利，气机得畅；半夏和胃降逆；太子参、甘草补中益气；白芍柔肝木而缓脾土，与柴胡相伍，更增调肝疏肝之力；当归养血活血，川芎为血中之气药，两者相伍，既可活血止痛，亦可养血；白术、茯苓健脾益气，使气血生化有源，气血充盛则气机流通，不生壅滞；泽泻利水渗湿，利其水邪，以消壅塞；槟榔、厚朴、制大黄、木香行气通腑；草果、薏苡仁化湿。诸药合用，共奏肝脾同调、行气通腑之效。

蔡教授于临证之中常强调当从中焦论治。遣方用药时，若血瘀不甚者，予当归、丹参、川芎之品；若血瘀较重者，可予三七、莪术之辈，以助血行。药理研究表明，丹参、当归等药物具有促进血流、改善局部微循环的作用。若见胃中怕冷，喜饮热水等脾胃虚寒证者，予干姜、吴茱萸、桂枝温中和胃；若见舌苔厚腻、大便黏腻欠爽者，予苍术、厚朴、陈皮、砂仁等燥湿健脾；若湿盛者，可再予藿香、佩兰、草果增强化湿之力；若辨为中焦气滞者，可予木香、佛手、厚朴；若患者自诉脘痛明显，可予延胡索、醋香附行气止痛；若症见口苦、口舌生疮、舌红、便秘等热象，可适当予黄连、黄芩、制大黄等苦寒坚阴之品以清中焦燥火；若患者胃镜提示伴有肠上皮化生，可予莪术、香茶菜、三七片；若胃镜下提示黏膜糜烂，可予制没药、海螵蛸、白及敛疮生肌。

2. 功能性消化不良

功能性消化不良在中医学中属学胃脘痛、痞满、反胃、嘈杂、呕吐等范畴，病位主要责之脾胃、肝胆。中医学认为，肝脾宜升宜健，胆胃宜降宜和，若升降失和，便会产生腹胀、嗳气、呕恶等症状。如《景岳全书》云："若怒气暴伤，肝气未平而痞者。"《类证治裁》云："暴怒伤肝，气逆而痞者，舒其郁。"肝喜条达而恶抑郁，在志为怒，其疏泄功能与情志密切相关，而"见肝之病，知肝传脾"，根据五行生克之论，肝脾两脏常有共病。

李东垣《脾胃论》曰："胆者，少阳春升之气，春气升则万化安，故胆气春升，则余脏从之，所以十一脏皆取决于胆也。"意为肝胆之气升发条达，才能促进脾胃升清降浊，正常运化，各脏腑功能才得以有效调节。因此在健脾的同时疏利肝胆，寓补于疏，则可效若桴鼓。

案例二：张某，女，58岁。2011年4月18日初诊。反复餐后上腹部胀痛1年余，嗳气则舒，自诉平素压力大，情绪抑郁，偶有泛酸嘈杂，纳呆，大便溏结不调，形体消瘦，面色不华，舌暗苔白，脉弦细。1个月前行胃镜检查示慢性浅表性胃炎。

诊断：功能性消化不良，证属肝郁脾虚。

方药：小柴胡汤合当归芍药散加味。柴胡、黄芩、当归、炒白术、川芎各10g，姜半夏12g，党参、大枣、炒白芍、茯苓、浙贝母、海螵蛸各15g，泽泻25g，丹参30g，生姜、甘松、砂仁、炙甘草各6g。共7剂，每日1剂，水煎服。

二诊：药后诉上腹部胀痛及泛酸明显改善，嗳气仍存，胃口欠佳。上方更加半夏厚朴汤及炒麦芽、六神曲，再服10剂后症状均缓解。嘱其注意饮食起居，保持情绪稳定。

按语：本例患者素体脾虚，土虚木乘，枢机失和，此时应肝脾同治。小柴胡汤被誉为和剂之祖，通过畅气机开郁结，使得上焦得通，津液得下，胃气因和。仲景拟当归芍药散治"腹中诸疾痛"，后世将其发展为调和肝脾之方，其针对病机是脾虚湿滞、血虚肝郁。两方合用，其中柴胡、黄芩相合疏清并行，胆热内清，枢机因而条畅通利；生姜、半夏相配辛散开结；党参、甘草、大枣益气补中；当归、芍药相伍一养肝体，一助肝用；川芎活血祛瘀，兼行气止痛，为血中之气药；茯苓、白术、泽泻、炙甘草健脾燥湿，益气补中；治疗中更加丹参饮（檀香易为甘松）、乌贝散制酸止痛，半夏厚朴汤降逆胃气，炒麦芽、六神曲消食开胃。诸药合用，共奏疏肝健脾、理气和胃之功效。

3. 顽固性呃逆

呃逆指胃气上逆动膈，以气逆上冲，喉间呃呃连声，声短而频，令人不能自止为特点，呃逆病位在膈，但与肝、脾、胃关系密切，病机以气机逆乱，上逆动膈为要。《素问·宝命全形论》曰"土得木而达"，脾胃之土既得肝木之疏泄而运化，亦得肝木之克伐而为病。朱丹溪曰"上升之气，多从肝出"，情志不遂，肝气失于疏泄，乘犯脾土，横逆犯胃，使胃气上逆动膈而做呃逆，故蔡教授认为，治疗呃逆当从调治肝脾，从中论治。

案例三：陈某，女。2019 年 11 月 5 日初诊。反复呃逆 1 年余，情绪抑郁时明显，伴胃脘胀满不适，嗳气则舒，吞酸口苦，大便溏薄，舌淡红苔腻，脉弦滑。

诊断：呃逆，肝气郁结证。

治法：调肝理脾，降逆止呃。

方药：柴胡 12g，黄芩 10g，太子参 15g，炙甘草 6g，姜半夏 10g，当归 10g，炒白芍 15g，泽泻 25g，川芎 10g，茯苓 15g，炒白术 10g，旋覆花 9g，煅代赭石 15g，白及 15g，黄连 3g，吴茱萸 3g，大枣 3 枚，生姜 2 片。

二诊：患者诉反酸已除，胃脘胀满改善，但仍有呃逆、大便溏薄，舌淡苔白，前方改煅代赭石为生用，去黄连、吴茱萸，加丁香 6g，柿蒂 10g。

三诊诉呃逆好转，后守上方加减。

按语： 本例患者素体脾胃虚弱，但加之情绪抑郁，肝气失于条达，故见情绪抑郁时呃逆明显；肝失疏泄，气机失于调畅，横逆犯胃，故见胃脘胀满，肝气日久郁而化热，克伐胃腑，故胃中郁而蕴火，胃气当降不降，故见吞酸口苦。肝气升发无度，上逆动膈，而做呃逆。故本案病机之根本，仍在于土壅木郁，故仍以小柴胡汤、当归芍药散合旋覆代赭汤加减。方中以小柴胡汤和解枢机，使得气机枢机转利，当归芍药散调和肝脾，旋覆代赭汤降逆止呃。蔡教授认为，代赭石有生用、煅用之别，然生者降逆止呃之力更甚。丁香、柿蒂亦为呃逆常用之药对，但性味偏温，不宜用于胃中有热之呃逆。

（单卓程）

第三章 遣方用药，自拟方剂

蔡教授于长年临证之中，根据中医辨证论治结合自身用药经验，推陈出新，擅用自拟方剂治疗相关疾病，临床效果显著，现将相关方剂汇编、整理如下：

一、扶正消癥汤

（一）组成

人参 15g，黄芪 30g，莪术 12g，八月札 15g，徐长卿 10g，白茅根 15g，藤梨根 15g，薏苡仁 30g，露蜂房 10g，全蝎 12g，壁虎 2 条。

（二）功用

扶正益气，散瘀消癥。

（三）主治

消化道恶性肿瘤、慢性肝炎。

（四）方解

中医认为"正气存内，邪不可干"，肿瘤之所以生之于内，关键是正气相对不足。《黄帝内经》云："阴平阳秘，精神乃治，阴阳离决，精气乃绝。"方中人参具有大补元气、补肺益脾、生津安神之功，是我国传统的名贵中草药材，素有"百草药王"之美誉。人参皂苷具有抑制肿瘤细胞的黏附、浸润、增殖以及抗肿瘤新生血管的形成作用，从而有显著的抗肿瘤作用。黄芪在补益中药中被称为"补药之长"，能增强机体细胞免疫和体液免疫。人参和黄芪配伍，不仅在抗肿瘤免疫方面具有独特的疗效，还能很好地改善肿瘤患者免疫功能低下的状态，从而抑制瘤生长的作用。《药镜》中因而有"人参养气，无黄芪而力弱"之说。人参与黄芪，一走一守，内外兼顾，故一切气虚不足之证均可使用，因而在达到扶正目的的基础上，也能起到抗肿瘤作用。气行则血行，气滞日久必有血淤，气滞血瘀积久成块。《医林改错》指出："肚腹结块，必有形之血。"莪术、八月札、徐长卿三药，传统认为有破血祛瘀、行气破血、消积止痛之功。现代药理研究莪术对癌细胞有快而强的直接破坏作用，并能增强瘤细胞的免疫原性，促进机体对肿瘤的免疫排斥反应。一般人认为消癥散结必用克伐之品，难免伤正，恐病未祛而正已亏的观点，但蔡教授认为胃癌不用消坚非其治也，不能因噎废食，而消坚散结有其丰富的内涵，应灵活地针对病因，采用各种相应之消坚散结法，如清热消坚，化痰消坚，攻毒消坚，不是一概地用有毒攻伐之品。方中用白毛藤、藤梨根二药均有清热解毒、消坚散结之功效；薏苡仁具有健脾渗湿消坚，现代药理研究也有抗血管生成作用；露蜂房、全蝎、壁虎具有攻毒散结之功，现代药理研究诸药具有抗癌的作用，全方起到扶正消癥之效。

（五）临床加减

若见寒热夹杂，脾虚肝热，可加用黄连、吴茱萸，二药合用，辛开苦降，一寒一热，相反相成，共奏清泻肝火、降逆止呕之效。

（六）案例

患者，女，74岁。确诊胃癌3月余，症见上腹隐痛不适，胃脘痞满，胃纳欠佳，不欲饮食，大便秘结，舌淡苔黄腻，脉细滑，舌下脉络瘀阻明显。

证属：痰瘀互结证。

治法：行气扶正，祛痰化瘀。

方药：人参15g，黄芪30g，莪术12g，八月札15g，徐长卿10g，白茅根15g，藤梨根15g，薏苡仁30g，露蜂房10g，全蝎12g，壁虎2条，厚朴10g，枳壳15g，六神曲15g，草果仁6g，炒苍术10g。共7剂，水煎服，日服1剂，早晚分服。

二诊：患者诉胃脘痞满、大便秘结改善，但仍有胃纳欠佳。上方去枳壳，加炒谷芽、炒麦芽各30g。

后守原方随证加减，半年后复查CT提示胃癌病灶缩小。

二、治萎化异汤

（一）组成

生黄芪30g，党参15g，炒白术12g，茯苓15g，炙甘草 6g，陈皮、姜半夏各 10g，当归、丹参各 15g，莪术 12g，徐长卿 15g，佛手 10g，八月札 15g，露蜂房、炒黄芩各 10g。

（二）功用

治萎化异，益气扶正。

（三）主治

慢性萎缩性胃炎及伴肠上皮化生或异型增生。

（四）方解

以党参、黄芪为君，党参补气而固表力弱，黄芪走皮毛而行卫郁，两药合用，扶正补气之力彰；白术甘温补脾，《本草备要》谓其"有在血补血，在气补气之功"；茯苓益气健脾；甘草性平，和中补脾；再伍以陈皮理气散逆；半夏燥湿化痰，共奏益气健脾、理气和中之功。有研究表明，四君子汤（党参、炒白术、茯苓、炙甘草）通过促进细胞凋亡，而抑制肿瘤细胞的体内成瘤能力。当归气味辛温，可补血活血；丹参有生新血去恶血之效；莪术破气中之血，虽破血然不伤气；徐长卿性急猛，为宣导善走之药，四药合用，可行气活血而通络。佛手能行气和中而止痛，八月札可消宿食，止烦闷。露蜂房性味甘平，药理表明，其具有促进免疫、抗肿瘤的作用。黄芩苦寒，乃中、上二焦之药，可去诸热，燥脾湿。

（五）临床加减

可根据胃镜下肉眼胃黏膜表现和病理结果加减用药：

1. 胃黏膜伴充血、水肿、渗出或平坦型糜烂

地榆、白及、黄连、煅珍珠母等。

2. 胃黏膜伴充血、渗出、隆起型糜烂

生地黄、当归、蒲公英、连翘、瓜蒌、炙僵蚕等。

3. 胃黏膜粗糙，高低不平，皱襞增生或伴不典型增生、肠腺化生

当归、丹参、莪术、铁树叶、炮山甲、炙蜂房等。

4. 胃黏膜伴陈旧性出血与瘀斑

三七、炙没药、仙鹤草等。

5. 胃黏膜见有溃疡

海螵蛸、珍珠粉、白及、炙乳香等。

6. 胃镜下见有胆汁反流

旋覆花、代赭石、苏梗、柴胡等。

（六）案例

陈某，男，温州人，67岁。胃脘不适，脘痛时作，喜温喜按，平素喜食海鲜，纳食尚可，二便调，舌淡苔薄白，脉细。胃镜病理提示慢性萎缩性胃炎伴糜烂。病理检查示慢性炎性反应（++），活动（−），萎缩（+），肠化（++），异型增生（−），Hp（−）。

证属：脾胃虚寒证。

治法：温中止痛，化湿和胃。

方药：治萎化异汤加减。黄芪30g，党参15g，炒白术、莪术各 12g，姜半夏 10g，炙甘草 6g，当归、丹参、徐长卿、茯苓、八月札各 15g，佛手 10g，露蜂房 8g，陈皮 10g，干姜 6g，三七片 10g，香茶菜 20g，白及 15g，海螵蛸 30g，制没药 10g。共 14 剂，水煎服，日服 1 剂，早晚分服。

二诊：患者诉脘痛减轻，但仍有胃中寒冷，纳便尚调，舌淡红苔薄白腻，脉细滑。拟方：前方去八月札、徐长卿、茯苓，加吴茱萸 5g，桂枝 10g，砂仁 6g。

三诊：患者诉胃中寒冷明显改善，但近来因饮食不慎，胃脘饱胀频作，舌稍红苔黄腻，脉滑。拟方：前方去干姜、吴茱萸、佛手、砂仁，加六神曲 15g，黄芩、苍术、厚朴各 10g，薏苡仁 30g。

后守原方随证加减，1 年后复查胃镜示慢性浅表性胃炎。病理检查示慢性炎性反应（＋），活动（－），萎缩（－），肠化（－），异型增生（－），Hp（－）。

三、敛溃汤

（一）组成

党参 15g，炒白术 12g，黄芪 20g，莪术 15g，没药 8g，蒲公英 15g，川黄连 5g，陈皮 6g，苍术 12g，藿香 10g，海螵蛸 20g，白及 30g。

（二）功用

益气健脾，敛溃生肌。

（三）主治

胃、十二指肠溃疡。

（四）方解

党参、黄芪、白术益脾胃之气；莪术、没药祛瘀生新促进血液循环，消除病灶充血水肿，改善局部营养供应，利于溃疡愈合；蒲公英、川黄连清热解毒，抑制幽门螺杆菌生长；陈皮、苍术、藿香醒脾化湿，清热解毒与化湿药可有抑制幽门螺杆菌作用；海螵蛸制酸止血；白及内含黏液质淀粉等，能使白细胞凝集形成人工血栓，有良好的局部止血作用；大便隐血者用赤石脂，因内含硅酸铝及铁、锰、镁、钙的氧化物等成分，具有吸附作用，能吸附消化道内有毒物质，并保护消化道黏膜，防止胃肠道出血；花蕊石味酸涩，有止血化瘀之功。

（五）临床加减

脾胃虚寒型加干姜 6g，淡吴茱萸 5g；肝胃不和型加制香附 10g，八月札 15g；瘀血阻络型加地鳖虫 10g，延胡索 15g；脾胃湿热型加佩兰 10g，茵陈 15g；大便隐血试验阳性者加赤石脂 15g，花蕊石 15g。

（六）案例

患者，男，42 岁。胃痛伴反酸嗳气 8 年，加重 3 个月入院。胃镜检查示胃小弯有 2cm×2.5cm 较深溃疡。病理检查示溃疡旁黏膜呈慢性浅表性胃炎伴局部中度萎缩。长期上腹部胀满隐痛，泛酸、嘈杂，胃纳欠佳，舌暗苔白腻，脉弦细。

证属：脾虚气滞，痰瘀内阻。

治法：健脾理气，化痰活血。

方药：敛溃汤加减。党参15g，炒白术12g，黄芪20g，莪术15g，没药8g，蒲公英15g，川黄连5g，陈皮6g，苍术12g，藿香10g，海螵蛸20g，白及30g，延胡索12g，姜半夏10g，苍术12g。水煎服，日服1剂，早晚分服。

随访：患者服药2个月，所有症状均消失。胃镜复查提示胃小弯溃疡愈合，病理见胃体黏膜中慢浅性胃炎伴轻—中度萎缩。

四、海藻消瘿方

（一）组成

海藻30g，昆布30g，黄药子10g，海马10g，生牡蛎30g，夏枯草15g，川芎10g，莪术10g，半夏12g，制香附10g。水煎服。每日3次，每次100mL，2个月为1个疗程。根据病情，服1～2个疗程。

（二）功用

软坚散结，理气化痰，活血祛瘀。

（三）主治

甲状腺腺瘤。

（四）方解

方中海藻、昆布、黄药子、海马、牡蛎、夏枯草软坚散结，香附理气解郁。半夏化痰，莪术、川芎活血祛瘀消肿。黄药子味苦，性平，有小毒，可解毒消肿。从古到今，用黄药子治疗瘿病（甲状腺肿）确实有一定的疗效。

（五）临床加减

胸闷气憋者加合欢皮、葛根；咽痛者加桔梗、玄参；肝肾阴虚者加女贞子、旱莲草。据临床观察，本方治疗甲状腺腺瘤疗效与甲状腺肿大程度，病程长短有关，即病程愈短，肿块愈小者疗效愈好，对于甲状腺肿大 2cm×2cm 以上者，一般服药 2 个月始觉缩小，一旦感觉缩小，应继续服药治疗。

（六）案例

患者，女，62 岁。初诊日期 1994 年 6 月 15 日。患者平素易烦喜怒，1 年来自觉颈项粗大，咽中梗噎不舒，有胸闷憋气感，口苦，舌质淡红、薄黄苔，触及左右颈前块物如核桃大，界限清楚，随吞咽动作移动。B 超示左甲状腺肿瘤 2.5cm×3.2cm，右甲状腺肿瘤 2.2cm×2.9cm。由于患者拒绝外科手术治疗，故要求中医中药治疗。

证属：痰瘀互结证。

治法：软坚散结，祛瘀化痰。

方药：海藻消瘿方加减。海藻 30g，昆布 30g，黄药子 10g，海马 10g，生牡蛎 30g，夏枯草 15g，川芎 10g，莪术 10g，半夏 12g，制香附 10g。水煎服，日服 1 剂，早晚分服。

随访：患者服上方 2 月，始觉肿块缩小，B 超示左甲状腺肿瘤 1.5cm×1.2cm，右甲状腺肿瘤 1.2cm×1.3cm。继服药 25 天，B 超复查肿块消失，自觉症状好转。

五、舒肝调功饮

（一）组成

柴胡、枳实、香附、郁金、乌药、莪术各 10g，白芍、八月札、丹参、茯苓各 15g，木香 7g，甘草 5g。

（二）功用

疏肝解郁，行气散瘀。

（三）主治

功能性消化不良。

（四）方解

舒肝调功饮中以四逆散为基本方，取其疏肝理脾，条达气机之功；加木香、香附、八月札、郁金、乌药行气解郁；莪术、丹参活血化瘀；茯苓健脾化湿。诸药配伍，使肝气得疏，气血得畅，脾胃得健，故顽疾得愈。

（五）临床加减

脾胃气虚者，加黄芪、人参；反酸者加白及；胃中虚冷者，加干姜、吴茱萸。

（六）案例

患者，女，38 岁。胃脘饱胀不适 1 年余，不欲饮食，神疲乏力，少食即饱，平素喜热饮，大便溏软，舌淡苔薄白，脉弦细。

证属：肝郁脾虚。

治法：疏肝健脾，行气解郁。

方药：舒肝调功饮加减。柴胡、枳实、香附、郁金、乌药、莪术各 10g，白芍、八月札、丹参、茯苓各 15g，木香 7g，甘草 5g，干姜 10g，黄芪 30g，人参 15g，仙鹤草 30g。共 7 剂，水煎服，日服 1 剂，早晚分服。

二诊：患者诉上述症状均见改善，守原方加减。

随访：后患者诉诸症已除，未见复发。

（单卓程）

蔡慎初辨治消化道肿瘤经验

蔡教授从事中医临床、教学与科研工作 40 余年，是国家级老中医药专家，他学验俱丰，饮誉浙南、闽北一带，尤其擅长治疗消化系统疾病。笔者随师侍诊的时间虽然短暂，但老师的言传身教，却使笔者受益终身。蔡教授根据消化道肿瘤(主要指食管癌、胃癌、肠癌)的特点，提出"攻补互寓，动静相合，气血同治，寒热并用，润燥共济，宜通勿壅，忌投峻猛，缓缓图之，以平为期"的治疗思路。现将蔡教授辨治消化道肿瘤的经验总结如下：

一、攻补互寓

《黄帝内经》"正气存内，邪不可干""邪之所凑，其气必虚"的理论，可以将肿瘤的基本病机概括为正虚邪实。近代名医秦伯未强调"治内伤于虚处求实"，即凡病程迁延日久，症见正气日虚而邪气留恋不去，属本虚标实者，可采用"攻补互寓"之法，补泻兼施、标本兼顾，但在临床上又应辨虚实之多少而有"寓补于攻"及"寓攻于补"之殊。蔡教授在治疗中非常重视"扶正"。他认为，肿瘤的发生、发展正是由于机体正气不足，而消化道肿瘤更易因进食量的减少、消化吸收的障碍，导致人体的消瘦与虚弱，所以，益气健脾、顾护正气尤显重要。西医学证明，许多健脾益气药有提高人体免疫功能和自然修复能力的作用，有利于抑制肿瘤的生长，改善患者的体质，促进康复，延长生存期。蔡教授用补气健脾药首推人参和黄芪。因人参善补五脏之气，守而不走；黄芪补气善走肌表，走而不守。两药相伍，一走一守，动静相合，相得益彰。正如《药镜》所谓"人参养气，无黄芪而力弱"。此外，视正虚程度还可酌选炒白术、当归、茯苓、薏苡仁、山药、枸杞子等扶正之品。"攻邪"之法，蔡教授主要采用行气化瘀、消坚散结、燥湿化痰、和胃降逆诸法。考虑到消化道肿瘤的特点，在治疗上又有别于其他脏器的肿瘤，特别强调"宜通勿壅，忌投峻猛，缓缓图之，以平为期"。食管、胃、肠属"六腑"，具有"传化物而不藏，以通为用，以降为和"的生理特点，在治疗上应"通补兼顾不宜滞"，此时如一味专事消削，势必适得其反，徒伤正气而于事无补；应注意"衰其大半即止"，制方切忌猛浪攻伐、苦寒败胃，宜平和之剂，体现"治中焦如衡，非平不安"的理论思想。

二、气血同治

气是构成和维持人体生命活动的极具活力的精微物质，其正常的升降出入运动维持着人体内环境的稳定。无论外感、内伤，均易导致人体的气机失调，日久则由气及血、气滞血瘀、气滞湿阻、痰瘀互结而致癥瘕积聚。从长期的临床实践经验中，老师总结出脾胃气滞证存在于消化道肿瘤的各期。从疾病早期的或见胸闷、脘痞、腹胀、排便不爽，中期出现的或见吞咽受阻、恶心呕吐、大便性状改变，直至晚期的进食困难、腹胀腹痛，都贯穿着气机失调、脾胃升清降浊功能的失常，最终导致气滞血瘀痰阻。所以，气血同病是消化道肿瘤的主要病理变化。故老师尤其提倡气血同治，最喜用的一味药是莪术。莪术功能行气破血，消积止痛，为化瘀之要药，能行"气中血滞"。《本草经疏》注云："莪术行气破血散结，是其功所长。"现代药理研究表明，莪术油注射液对瘤细胞有快而强的直接破坏作用；此外，莪术油还能增强瘤细胞的免疫原性，促进机体对肿瘤的免疫排斥反应。莪术集祛瘀、行气、消积、止痛、抗瘤于一身，符合消化道肿瘤由气到血、气滞血瘀的病机特点，药证相合，不失为一味气血同治的良药。同时，蔡教授还善用八月札以理气止痛，通经散瘀；用徐长卿以行气止痛、祛风活血解毒。根据病情需要，也常常三药合用，共奏行气活血之功，达到气血同治的目的。此外，蔡教授也喜用当归补血活血、全蝎破血逐瘀，共同加强活血祛瘀之力。

三、寒热并用

肿瘤的病因病机为正虚邪实，而癌毒胶着难去，确非几剂猛药即可起效，需要一个较长的治疗过程，临床上尤其要掌握"缓缓图之，以平为期"的原则。由于消化道肿瘤病机属纯寒或纯热者较少，而以寒热错杂居多，故采用寒热并用不仅有互制之功，更有相反相成之妙，诚如李时珍所谓"此皆一冷一热，一阴一阳，寒因热用，热因寒用，君臣相佐，阴阳相济，最得制方之妙，所以有成功而无偏胜之害也"。蔡教授认为，癌毒内盛，不用清热解毒散结法则非其治，但也极力反对滥用有毒攻伐之品，而习用露蜂房、白毛藤、藤梨根、蒲公英、夏枯草等药性和缓者。露蜂房在《神农本草经》《备急千金要方》《太平圣惠方》等古医籍中均有记载，其性平味苦，有小毒，功能解毒消肿、祛风除湿、杀虫痒，现代研究证明其有抗肿瘤作用。白毛藤性微寒味甘，能清热、利湿、解毒。吴氏等从白毛藤中提取的两种多糖在体外均具有明显提高正常小鼠胸腺淋巴细胞免疫活性的作用。藤梨根性寒味苦，功能清热利湿、开胃止痛、散瘀通络、解毒消肿。现代临床与实验研究证明该药也具有抗肿瘤作用。蒲公英与夏枯草是临床使用很广的药物，具有清热解毒、利湿散结之功。这些药物均有苦寒之性，长久使用虽可攻邪，亦能伤正，导致中焦虚寒，此时"寒热并用""以平为期"就是一种治病的技巧。由于浙南地区地处东南沿海，地势低平，气候温暖而湿润，居民口味清淡喜食海鲜，脾胃弱而常易积寒、积湿、蕴热，若过服寒凉药物恐伤脾阳。对此，老师常用一味吴茱萸既可制药性之寒凉，又有暖肝和胃降逆之功，以治胃气上逆之呕恶；若寒湿中阻、脾运失健，则用性温味辛之草豆蔻祛寒燥湿、行气温中，以辛开配苦降来消中焦之痞满；若脾阳大伤，还可加干姜、桂枝之类温中祛寒之品，使整个处方的药性不失偏颇，才能使患者长久地坚持服用。

四、润燥共济

食管癌患者在放、化疗后正气大伤、阴津耗损，加之"胃喜润而恶燥"的生理特点，临床上常既见口干咽燥、舌红少津、饥不欲食的津伤阴亏之证，又具呕恶、口淡、口干不欲饮、腹胀便溏甚至舌苔厚腻如积粉之象。对这种湿热胶着、津伤气耗的复杂病机状态，若单用滋阴润燥之法则湿愈滞，专用辛燥化湿之药则津益伤，此时唯有润燥共济，可令湿化津复。蔡教授习用麦冬、芦根、葛根、天花粉之类生津润燥而不碍湿之品与苍术、厚朴、陈皮、半夏、豆蔻仁、藿香、佩兰之类相佐应用，可收显效。在这种情况下，用药的微妙之处在于要"动静相合"。"人身本乎阴阳，阴阳见乎动静，动静合宜，气血和畅；动静失调，气血乖乱"，蔡教授认为，用药也是此理。滋阴之药性凉静守，须佐灵动之芳香醒脾之品，才能补而不滞、利而不伤。思深而用平，这也是蔡教授用药看似平实而临床疗效显著的原因。

五、结语

老师积多年治疗消化道肿瘤的经验而创立"蔡氏扶正消癥汤"，集中体现了他的治癌思想，临床疗效显著。在实验研究中发现，该方对胃腺癌细胞的增殖具有明显的抑制作用。

蔡教授治萎化异汤治疗慢性萎缩性胃炎经验

慢性萎缩性胃炎（CAG）是以胃黏膜固有腺体萎缩，或伴肠上皮化生、异型增生为特征的慢性消化系统疾病。本病临床上缺乏特异性症状，通常以上腹部饱胀不适或疼痛、纳差、反酸、嗳气等为主要表现。中医学在古籍中对本病并无明确病名记载，但根据其症状，当属中医学"胃痞病""胃痛""嘈杂"等范畴。

蔡教授为国家级老中医药专家，从事中医临床、教学、科研工作 50 余年，蔡教授学养深厚，严谨治学，饮誉浙南闽北，在治疗脾胃疾病有其独特的见解和独到的经验，其总结多年经验，自拟的"治萎化异汤"治疗慢性萎缩性胃炎临床疗效显著。笔者有幸侍诊于侧，现将平素跟诊所得整理如下，与同道共飨。

一、气虚气滞，邪热瘀结为因

《经》曰"浊气在上，则生䐜胀"，久病体弱、禀赋不足之人，脾胃素虚，不耐邪扰，运化无力，气机呆滞，而见纳运失职，浊阴不降。《兰室秘藏·中满腹胀》有云："或多食寒凉及脾胃久虚之人……或脏寒生满瘕……亦有膏粱之人，湿热郁于内而成胀满者。"饮食不节，或恣食生冷，或嗜食厚味，或贪饮酒浆，而致脾胃损伤，运化无权，则浊滞不化，气机阻滞。《景岳全书·痞满》又曰："怒气暴伤，肝气未平而痞。"情志不畅，肝气郁滞，失于条达，木郁而土壅。脾胃处中焦枢机，枢机不转则气机升降不行，出入不安。气为血之统帅，气行血行，气滞则血瘀；气机被郁，日久化热，亦可耗伤胃津。故蔡教授认为，本病病机为虚实夹杂，且以脾虚为本，邪热、气滞、血瘀为标。本病虽病位在中焦脾胃，然与其他脏腑关系密不可分，但尤以"气虚气滞，邪热瘀结"为本病主要病理特点。

二、益气理气，清热活血为法

（一）补中求通

蔡教授认为本病发病根本责之于脾。脾虚失职，运化无权，水谷精微不得化生，五脏六腑不得濡养，所以治法当以健脾益气为先。常于临证中加党参、茯苓、白术、黄芪等补益脾气，但剂量不可过重。只因脾气本虚，或见虚中夹实之表现，若过于甘补，则脾虚无以运化，使滋腻太过，反作气滞，而致痰湿内生，食积不化。是以治病之中，见食滞内积者，可予六神曲、鸡内金、山楂等消食化积；若湿浊明显者，可加藿香、佩兰等芳香化湿之品；若气滞明显者可予陈皮、枳壳理气通降之药。

（二）疏肝和胃

脾为五脏，其气主升；胃属六腑，以降为顺，故蔡教授于临证之中十分推崇明代医家吴崐"脾胃宜利而恶滞"之说，认为中焦气机调畅是治疗脾胃疾病之基本，疏利中焦气机当贯穿治疗之始终。同时，肝主疏泄之职，可助脾气升降出入正常；但肝属木，脾属土，肝性刚暴，木克土为正克，故常见肝气横逆而影响脾胃气机运行。因此，蔡教授在治疗本病时亦常常加以疏肝理气之品，以助调畅脾胃气机。若肝郁化火者，可选川楝子等以泄其火。《温病条辨》有言"治中焦如衡，非平不安"，是故遣方选药之际力求灵动平和，忌选辛燥刚烈之品，防止竭伤阴液。

（三）寒热平调

胃为阳土，常为热邪所扰，或因饮食不慎，嗜食辛辣；或因肝胆之火，横逆犯胃；或因湿浊之邪，日久化热。故症见口苦、口疮、反酸者，可选黄连、黄芩、浙贝母等苦寒清热之品，以清中焦燥热，复其阴阳。但苦寒伤阴，久用亦伤脾胃之阳，故不可长期大剂量使用，应以中病即止为度。同时蔡教授观察到，不少病情复杂之人于临床中并非以单纯寒证或热证为表现，而多见寒热错杂之证，故常于苦寒药中配伍少量温热药，如桂枝、干姜、吴茱萸等，既可制约其苦寒之性，亦可平调寒热，效如桴鼓。

（四）调气和血

叶天士于《临证医案指南》中提出"久病入络"，蔡教授亦认同此观点。本病形成一般日程长久，久病入络，气机阻滞而成血瘀之态。若血瘀不甚者，予当归、丹参、川芎之品；若血瘀较重者，可予三七、莪术之辈，以助血行。现代药理学研究表明，丹参、当归等药物具有均有促进血流、改善局部微循环的作用，因此能改善胃黏膜腺体萎缩，加快炎症吸收以及增生性病变的消退。蔡教授针对慢性萎缩性胃炎"气虚气滞，邪热瘀结"这一中医病理特点的概括，提出了"益气理气，清热活血"的治法。

三、辨证加减，治萎化异为方

蔡教授在中医辨证论治的宏观基础之上，结合西医学下的胃黏膜微观表现，自拟"治萎化异汤"。方药组成为：生黄芪、党参、炒白术、茯苓、炙甘草、陈皮、姜半夏、当归、丹参、莪术、徐长卿、佛手、八月札、露蜂房、炒黄芩。方中以党参、黄芪为君，党参补气而固表力弱，黄芪走皮毛而行卫郁，两药合用，扶正补气之力彰；白术甘温补脾，《本草备要》谓其"有在血补血，在气补气之功"；茯苓益气健脾；甘草性平，和中益土；再伍以陈皮理气散逆；半夏燥湿化痰，共奏益气健脾、理气和中之功。有研究表明，四君子汤（党参、炒白术、茯苓、炙甘草）通过促进细胞凋亡，而起到抑制肿瘤细胞的体内成瘤能力。当归气味辛温，可补血活血；丹参有生新血去恶血之效；莪术破气中之血，虽破血然不伤气；徐长卿性急猛，为宣导善走之药，四药合用，可行气活血而通络。佛手能行气和中而止痛，八月札可消宿食，止烦闷。露蜂房性味甘平，现代药理学表明，其具有促进免疫、抗肿瘤作用。黄芩苦寒，乃中、上二焦之药，可去诸热，燥脾湿。

蔡教授在临床中常常根据患者自身病情不同，采取辨证论治。若症见胃中怕冷，喜饮热水等脾胃虚寒证者，予干姜、吴茱萸、桂枝温中和胃；若见舌苔厚腻、大便黏腻欠爽者，予苍术、厚朴、陈皮、砂仁等燥湿健脾，若湿盛者，可再予藿香、佩兰、草果增强化湿之力；若辨为中焦气滞者，可予木香、佛手、厚朴；若患者自诉脘痛明显，可予延胡索、醋香附行气止痛；若症见口苦、口舌生疮、舌红、便秘等热象，可适当予黄连、黄芩、制大黄等苦寒坚阴之品以清中焦燥火；若患者胃镜提示伴有肠上皮化生，可予莪术、香茶菜、三七片；若胃镜下提示黏膜糜烂，可予制没药、海螵蛸、白及敛疮生肌。

四、案例

陈某，男，温州人，67岁。2018年7月21日初诊。

症见：胃脘不适，脘痛时作，喜温喜按，平素喜食海鲜，纳食尚可，二便调，舌淡苔薄白，脉细。胃镜病理提示慢性萎缩性胃炎伴糜烂。病理检查示慢性炎（++），活动

(-)，萎缩（+），肠化（++），异型增生（-），Hp（-）。

西医诊断：慢性萎缩性胃炎伴糜烂。

中医诊断：胃痞病。

证型：脾胃虚寒证。

治法：温中止痛，化湿和胃。

方药：治萎化异汤加减。

处方：黄芪 30g，党参 15g 炒白术 12g，莪术 12g，姜半夏 10g，炙甘草 6g，当归 15g，丹参 15g，徐长卿 15g，茯苓 15g，八月札 15g，佛手 10g，露蜂房 8g，陈皮 10g，干姜 6g，三七片 10g，香茶菜 20g，白及 15g，海螵蛸 30g，制没药 10g。

共 14 剂，水煎服，日服 1 剂，早晚分服。同时嘱患者调畅情志，节制饮食，忌饮酒。

二诊：患者诉脘痛减轻，但仍有胃中寒冷，纳便尚调，舌淡红苔薄白腻，脉细滑。

处方：前方去八月札、徐长卿、茯苓，加吴茱萸 5g，桂枝 10g，砂仁 6g。

三诊：患者诉胃中寒冷明显改善，但近来因饮食不慎，胃脘饱胀频作，舌稍红苔黄腻，脉滑。

处方：前方去干姜、吴茱萸、佛手、砂仁，加六神曲 15g，黄芩 10g，苍术 10g，厚朴 10g，薏苡仁 30g。

后守原方随症加减，1 年后复查胃镜示慢性浅表性胃炎，肠化（-）。

按语：患者年老，久居沿海之地，气候潮湿，加之平素喜食海鲜，海鲜性寒，久食易损脾胃之阳，故见中焦虚寒之象。寒主收引，气机不利而作痛，是故脘痛时作。脾胃虚弱，纳运无权，生化失司，气血不生，血瘀气滞，脏腑失养则百病生，因此内镜下可见胃腺体萎缩、肠上皮化生等病理改变。舌淡苔薄白，脉细均为脾胃虚寒之象。方中黄芪、党参，以补脾胃之气，姜半夏、茯苓、炙甘草、陈皮理气和中，白术健脾益气，当归、丹参、徐长卿行气止痛、活血通络，佛手、八月札行气和胃止痛，吴茱萸、干姜温中散寒，莪术行气破血、消积止痛，三七片散瘀止痛，露蜂房攻毒止痛，软坚散结，香茶菜活血散瘀、解毒消肿，白及、海螵蛸、制没药敛疮生肌。蔡教授在临床治疗慢性萎缩性胃炎的患者时，喜用莪术、三七片、香茶菜。现代药理学研究，莪术能使促进肿瘤细胞凋亡，而对正常细胞无影响，同时能增强机体免疫功能；三七片能够通过促进白细胞数量提高免疫，抑制肿瘤细胞转移，并且具有多靶点抗肿瘤作用；香茶菜不仅具有抗肿瘤作用，而且对萎缩性胃炎具有较好的治疗效果。若患者内镜提示胃黏膜糜烂，则常用白及、制没药、海螵蛸敛疮生肌，促进黏膜修复。白及所含白及多糖能够增强胃黏膜屏障功能和组织修复能力，减少攻击因子对其损伤；没药活血化瘀，消肿生肌，研究认为其不但具有抗肿瘤作用，且对应激性溃疡具有保护作用；海螵蛸能够降低肿瘤生长因子的表达，缓解局部黏膜炎症，加速溃疡组织的愈合和修复。蔡教授认为，温州处东南沿海，气候多潮湿，且居民多喜食海鲜等寒凉食物，所以临床多见寒、湿之证，因此在临床诊疗时当因地制宜，灵活用药。

五、结语

蔡教授通过长期积累的治疗脾胃病经验，总结得出气虚气滞、邪热瘀结为慢性萎缩性胃炎发病之本，认为当以益气理气、清热活血为治疗大法，自拟"治萎化异汤"治疗本病疗效显著。同时，蔡教授在临床时十分注重辨证论治和因地制宜，强调遣方用药之时力求灵动，以平为期。